Onderzoek en behandeling van de schouder

Orthopedische casuïstiek

Onderzoek en behandeling van de schouder

Redactie:
Koos van Nugteren
Dos Winkel

Met bijdragen van:
Nens van Alfen
Baziel van Engelen
Paul van der Tas
Cindy Walravens

Bohn Stafleu van Loghum
Houten 2007

© Bohn Stafleu van Loghum, 2007

Alle rechten voorbehouden. Niets uit deze uitgave mag worden verveelvoudigd, opgeslagen in een geautomatiseerd gegevensbestand, of openbaar gemaakt, in enige vorm of op enige wijze, hetzij elektronisch, mechanisch, door fotokopieën of opnamen, hetzij op enige andere manier, zonder voorafgaande schriftelijke toestemming van de uitgever.

Voor zover het maken van kopieën uit deze uitgave is toegestaan op grond van artikel 16b Auteurswet 1912 j° het Besluit van 20 juni 1974, Stb. 351, zoals gewijzigd bij het Besluit van 23 augustus 1985, Stb. 471 en artikel 17 Auteurswet 1912, dient men de daarvoor wettelijk verschuldigde vergoedingen te voldoen aan de Stichting Reprorecht (Postbus 3051, 2130 KB Hoofddorp). Voor het overnemen van (een) gedeelte(n) uit deze uitgave in bloemlezingen, readers en andere compilatiewerken (artikel 16 Auteurswet 1912) dient men zich tot de uitgever te wenden.

Samensteller(s) en uitgever zijn zich volledig bewust van hun taak een betrouwbare uitgave te verzorgen. Niettemin kunnen zij geen aansprakelijkheid aanvaarden voor drukfouten en andere onjuistheden die eventueel in deze uitgave voorkomen.

ISBN 978 90 313 5033 9
NUR 894

Ontwerp omslag: A-graphics, Anita Amptmeijer, Apeldoorn
Ontwerp binnenwerk: TEFF

Bohn Stafleu van Loghum
Het Spoor 2
Postbus 246
3990 GA Houten

www.bsl.nl

Distibuteur in België:
Standaard Uitgeverij
Mechelsesteenweg 203
2018 Antwerpen

www.standaarduitgeverij.nl

Inhoud

Lijst van auteurs		XI
Inleiding		**1**
Koos van Nugteren		
Evolutie		1
Anatomie		1
Bewegingen van de schouder		7
Het schouderdak		8
Pathologie		8
Literatuur		11
1	**Hevige pijn in de rechterschouder bij een 20-jarige vrouw, geleidelijk in enkele uren ontstaan na een val op de schouder**	**13**
	Cindy Walravens en Koos van Nugteren	
	Inspectie	13
	Algemene palpatie	13
	Functieonderzoek	14
	Specifieke palpatie	14
	Therapie	15
2	**Spontaan optredende ondraaglijke pijn in linkerschouder en -arm bij een 47-jarige vrachtwagenchauffeur die al jaren lichte schouderklachten had**	**19**
	Koos van Nugteren	
	Algemene palpatie	19
	Functieonderzoek	20
	Specifieke palpatie	20
	Therapie	22

3	Een 56-jarige man met chronische pijn in de bovenarm die was ontstaan na het tillen van zware koffers	25
	Koos van Nugteren	
	Algemene palpatie	25
	Functieonderzoek	25
	Specifieke palpatie	25
	Therapie	26

3a	Addendum: het impingementsyndroom van de schouder	29
	Koos van Nugteren	
	Inleiding	29
	Het impingementsyndroom	29
	Symptomatologie	30
	Etiologie	31
	Mogelijke oorzaken	32
	Risicofactoren	32
	Conservatieve behandeling	37
	Operatieve behandeling	39
	Literatuur	40

4	In enkele jaren toenemende schouderklachten bij een 23-jarige volleybalster	43
	Paul van der Tas	
	Inspectie	43
	Functieonderzoek	43
	Palpatie	45
	Aanvullend echografisch onderzoek	45
	Therapie	47
	Literatuur	50

4a	Addendum: de stabiliteit van het glenohumerale gewricht	51
	Koos van Nugteren	
	Inleiding	51
	Fysiologische beweging	52
	Aantasting van de humeroscapulaire stabiliteit	52
	Traumatische luxatie	53
	Aangeboren hypermobiliteit	53
	Instabiliteit door frequente microtraumata	54
	Instabiliteit door disfunctie van de rotatorcuffmusculatuur	55
	Conservatieve therapie bij glenohumerale instabiliteit	57
	Training van de rotatorcuffmusculatuur	57
	Literatuur	58

4b	**Addendum: bovenhandse werp- en racketsporten**	**59**
	Koos van Nugteren	
	Meest voorkomende letsels	59
	Drie veelvoorkomende fouten	60
	Aangepaste werptechniek	62
5	**Een 81-jarige man heeft moeite de arm te heffen na een val van zijn fiets**	**65**
	Koos van Nugteren	
	Algemene palpatie	65
	Functieonderzoek	65
	Specifieke palpatie	66
	Therapie	66
	Literatuur	69
5a	**Addendum: rotatorcuffrupturen**	**71**
	Koos van Nugteren	
	Inleiding	71
	Histologie	71
	Etiologie	72
	Symptomatologie	72
	Herstel	73
	Therapie	73
	Overwegingen voor fysio-, kinesi- en oefentherapeuten	75
	Literatuur	76
6	**Felle pijnscheuten in de rechterschouder bij een 56-jarige man die daarna moeite heeft zijn arm te buigen en te heffen**	**77**
	Paul van der Tas	
	Inspectie	77
	Functieonderzoek	77
	Palpatie	77
	Aanvullend onderzoek	78
	Therapie	79
7	**Een 83-jarige vrouw met geleidelijk ontstane pijn in de rechterschouder die aanvankelijk alleen werd geprovoceerd door opheffen van de arm**	**83**
	Koos van Nugteren	
	Algemene palpatie	84
	Functieonderzoek	84
	Specifieke palpatie	84
	Therapie	85
	Literatuur	87

7a	**Addendum: de frozen shoulder**	**89**
	Cindy Walravens	
	Inleiding	89
	Incidentie en predisponerende factoren	90
	Etiologie	91
	Symptomatologie	91
	Therapie	92
	Andere behandelvormen	94
	Conclusie	96
	Literatuur	96
8	**Persisterende pijn op de linkerschouder bij een 32-jarige vrouw na een val van de trap**	**99**
	Koos van Nugteren	
	Algemene palpatie	99
	Inspectie	99
	Functieonderzoek	100
	Aanvullende test	100
	Specifieke palpatie	100
	Therapie	100
9	**Een 52-jarige arts met binnen enkele uren ontstane hevige pijn in beide schouders en rechterarm, gevolgd door krachtsverlies in de rechterhand**	**105**
	Nens van Alfen	
	Inspectie	106
	Algemene palpatie	106
	Functieonderzoek	106
	Neurologisch onderzoek	106
	Aanvullend onderzoek	108
	Therapie	109
9a	**Addendum: neuralgische amyotrofie**	**111**
	Nens van Alfen, Baziel van Engelen en Koos van Nugteren	
	Inleiding	111
	Etiologie	113
	Symptomatologie	113
	Differentiaaldiagnostiek	116
	Therapie	118
	Fysiotherapie/kinesitherapie/oefentherapie	120
	Literatuur	123
	Bijlage I	**125**
	Functieonderzoek van de schouder	125

Bijlage II	**129**
Toegevoegde tests	129
Bijlage III	**133**
Rotatorcufftendinose	133
Bijlage IV	**135**
Werptechniek	135
Aangepaste werptechniek	136
Bijlage V	**137**
Werpoefeningen	137
Verwijzingen naar eerder verschenen *Orthopedische casuïstiek*	**139**
Register	**141**

Lijst van auteurs

Dos Winkel, orthopedisch fysiotherapeut. Oprichter van de International Academy of Orthopaedic Medicine, waarvan hij van 1978 tot maart 2005 president was.

Koos van Nugteren, fysiotherapeut in een particuliere praktijk te Nijmegen. Specialisatie: orthopedische aandoeningen.

Dr. Nens van Alfen, neuroloog / klinisch neurofysioloog. Verbonden aan het UMC St. Radboud te Nijmegen.
Specialisatie: neuralgische amyotrofie.

Prof. dr. Baziel van Engelen, neuroloog / hoogleraar neuromusculaire ziekten. Verbonden aan het UMC St. Radboud te Nijmegen.

Paul van der Tas, (sport)fysiotherapeut en echografist in een particuliere praktijk te Weerselo en Deurningen.

Drs. Cindy Walravens, bewegingswetenschapper en werkzaam als fysiotherapeut in een particuliere praktijk te Nijmegen.

Inleiding

Koos van Nugteren

Evolutie

Vrijwel alle zoogdieren zijn viervoeters en gebruiken hun vier extremiteiten om te kunnen staan en lopen. Bij de primaten is de steunfunctie voor de *bovenste* extremiteiten deels verloren gegaan toen ze in de loop van de evolutie hun voorpoten gingen gebruiken om ermee te grijpen, te hangen en – in het geval van de mens – handvaardigheden te ontwikkelen. De stabiliteit van de voorpoot werd opgeofferd voor een grotere beweeglijkheid van de arm. De schouder werd het meest beweeglijke gewricht van het menselijk lichaam en de pols kreeg de mogelijkheid te proneren. De grijpfunctie verbeterde doordat de duim de opponeerfunctie ontwikkelde. De clavicula – die bij viervoeters vaak ontbreekt – evolueerde zich om de scapula in een laterale stand te houden zodra de m. deltoideus contraheert: hierdoor was het mogelijk geworden de arm te *abduceren*, een beweging die veel zoogdieren niet kunnen maken. Verder werd het glenohumerale gewricht gereduceerd tot een klein articulerend glijvlak dat zijn stabiliteit voor een groot deel met spieren (rotatorcuffmusculatuur) tot stand brengt. Voorheen zorgde een strak ligamentair systeem ervoor dat dit kogelgewricht zich als een scharnier gedroeg. Ten slotte veranderde het schouderblad van vorm: het acromion werd groter en vormde hiermee een stevige verankering voor een eveneens grotere m. deltoideus, de spier die nodig is voor het krachtig heffen van de arm. Verder vormde zich op de scapula een groot processus coracoideus dat tijdens abductie van de arm een soort stootblok vormt tegen een luxatie naar voren.

Anatomie

De volgende botstructuren spelen een belangrijke rol bij bewegingen van 'het schoudergewricht':
- het sternum
- de clavicula
- de scapula
- de humerus.

Bovenstaande botstructuren vormen samen de volgende gewrichten:
- sternoclaviculair gewricht
- acromioclaviculair gewricht
- glenohumerale gewricht.

Scapulothoracale 'articulatie' vindt plaats tussen de spierfascia van enerzijds de musculatuur die de voorzijde van de scapula bedekt (m. subscapularis) en anderzijds de musculatuur van de thorax bedekt (m. serratus anterior). Er is dus géén sprake van een echt gewricht met – over elkaar glijdende – hyaliene kraakbeenoppervlakken. Men spreekt daarom van een scapulothoracaal glijvlak. Scapulothoracale bewegingen worden bewerkstelligd door sternoclaviculaire en/of acromioclaviculaire articulatie.

Wanneer de arm in volledige elevatie* wordt gebracht vindt er beweging plaats in alle bovenstaande gewrichten. De gewrichtsoppervlakken van deze gewrichten zijn tamelijk vlak; ze verkrijgen hun stabiliteit in de eindstanden van het gewricht door een ligamentair systeem en in de middenstanden van het gewricht door musculaire activiteit. De schouder heeft de grootste mobiliteit van het menselijk lichaam.

Figuur 0-1
Twee conventionele röntgenfoto's: het gewrichtsoppervlak van het glenohumerale gewricht (links) is tamelijk vlak. Ter vergelijking wordt het heupgewricht getoond (rechts).

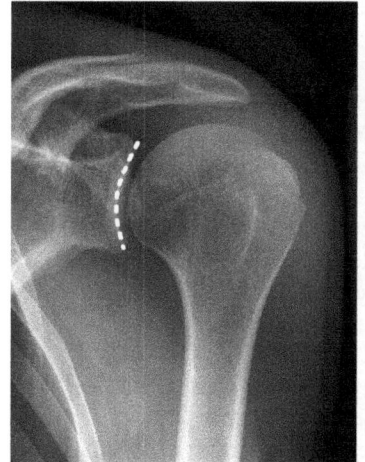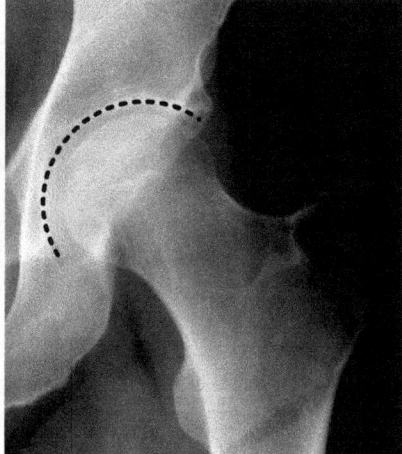

Sternoclaviculair gewricht

Het sternoclaviculaire gewricht vormt de enige verbinding van de arm – via de clavicula – met de romp. Het gewricht is tamelijk vlak en heeft nauwelijks benige stabiliteit. In het gewricht bevindt zich bijna altijd een discus die aan de bovenzijde verbonden is met de clavicula en aan de onderzijde met de eerste rib. Elevatie en depressie van de schoudergordel

---

* *Met 'elevatie van de arm' of het 'heffen van de arm' wordt in dit boek bedoeld: de combinatie van bewegingen die plaatsvinden in het glenohumerale, acromioclaviculaire en sternoclaviculaire gewricht waarbij de arm in volledige anteflexie en/of abductie wordt gebracht.*

vinden plaats in het gewricht tussen de clavicula en de discus. Voor-achterwaartse bewegingen en rotatiebewegingen vinden plaats tussen de discus en het sternum. Sternoclaviculaire, costoclaviculaire en (meestal) interclaviculaire ligamenten verzorgen de stabiliteit van het gewricht.

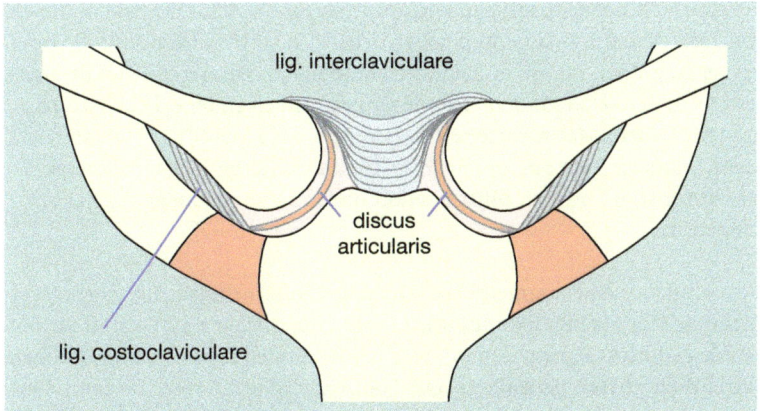

Figuur 0-2
In het sternoclaviculaire gewricht bevindt zich bijna altijd een discus die aan de bovenzijde verbonden is met de clavicula en aan de onderzijde met de eerste rib.

Bewegingsmogelijkheden van het sternoclaviculaire gewricht worden benoemd naar de bewegingen van het sleutelbeen: pro- en retractie, elevatie en depressie en rotatie om de longitudinale as van het sleutelbeen.[1]

Mobiliteit van het sternoclaviculaire gewricht:
– elevatie: 30 – 35 graden
– pro- en retractie: 35 graden
– rotatie: 40 – 50 graden.

Elevatie van de clavicula vindt voor het grootste deel plaats tussen 30 en 90 graden elevatie van de arm.
 Rotatie van de clavicula om haar longitudinale as vindt plaats na ongeveer 75 graden elevatie van de arm. Zonder deze rotatiemogelijkheid zou de maximale elevatie van de arm slechts 120 graden kunnen bedragen.[1]

> Een zeldzame aangeboren afwijking is een cleidocraniale dysostosis, waarbij de clavicula geheel ontbreekt. Personen met deze aandoening kunnen een abnormaal grote protractie van de schouders uitvoeren maar hebben verder een vrijwel normale schouderfunctie: afwezigheid van een benige verbinding met de romp hoeft dus niet tot klachten te leiden. Veel viervoeters hebben evenmin een clavicula, die slechts is terug te vinden als een bindweefselstreng die gelokaliseerd is in een grote spier die de humerus verbindt met de cervicale wervelkolom: de m. brachiocephalicus.[2]

Acromioclaviculair gewricht

Het acromioclaviculaire gewricht vormt normaliter de enige verbinding tussen de scapula en clavicula. In zeldzame gevallen is sprake van een tweede verbinding in de vorm van een gewricht dat is gelokaliseerd tussen het processus coracoideus en de clavicula.

Het acromioclaviculaire gewricht wordt in tweeën verdeeld door een discus die in het centrum een perforatie vertoont. Acromioclaviculaire en coracoclaviculaire ligamenten zorgen voor een starre verbinding die ongeveer 20 graden rotatie in het gewricht toelaten. Deze rotatie vindt plaats tijdens de eerste 20 graden elevatie van de arm en tijdens de laatste 40 graden elevatie. Het functionele belang van deze mobiliteit is relatief klein: wanneer men operatief een fusie van het acromioclaviculaire gewricht tot stand brengt, blijft de mobiliteit van de schouder vrijwel onaangetast.

Scapula

De scapula is een verzamelplaats van spieraanhechtingen. Bij viervoeters vormt de scapula het ophangpunt van de romp *(figuur o-3)*. Toen in de loop van de evolutie de primaten op twee benen gingen lopen en hun bovenste extremiteit gingen gebruiken voor handvaardigheden werd de romp het vaste ophangpunt voor de scapula en vormde de scapula op haar beurt het ophangpunt van de arm. De m. trapezius en de m. serratus anterior – bij viervoeters zijn dit de spieren waarmee de romp aan de scapula hangt – hebben bij tweevoeters zoals de mens een omgekeerde functie: ze fixeren de scapula aan de romp en maken het mogelijk de scapula langs de romp te bewegen tijdens het heffen van de arm. Een goede fixatie van de arm aan de scapula tijdens het tillen van voorwerpen wordt bewerkstelligd door contraherende rotatorcuffspieren.

Het blad van de scapula is zeer dun. Botknobbels en verdikkingen in de scapula tonen de plaatsen waar talrijke spieren hun aanhechting hebben. In het oog springt met name het acromion waar een deel van de m. trapezius (pars descendens) inseereert en waar de m. deltoideus (pars acromialis) zijn oorsprong vindt. Verder valt de brede massieve spina scapulae op, waar een groot deel van de m. trapezius aanhecht die de glijbeweging van het schouderblad langs de romp bewerkstelligt tijdens het heffen van de arm. Het processus coracoideus vormt de origo van de m. biceps, de m. coracobrachialis en de m. pectoralis minor. Dit haakvormige uitsteeksel vormt tevens een soort stootblok tegen het voorwaarts luxeren van de humerus wanneer de arm geabduceerd is: anterieure luxatie van de humeruskop is de meest voorkomende ontwrichting van het menselijk lichaam.

Een essentiële verdikking in de scapula is uiteraard de kom (glenoïd) voor de articulatie met de humerus. De kom staat gericht naar lateraal maar kan in individuele gevallen meer dan normaal naar boven 'wijzen' *(figuur o-4B)*. In dat geval kan de schouderkop relatief gemakkelijk naar craniaal migreren[3] hetgeen risico van een zogenaamd subacromiaal impingementsyndroom met zich meebrengt.

Glenohumeraal gewricht

Het glenohumerale gewricht is tamelijk vlak en heeft een klein oppervlak ten opzichte van de betrekkelijk grote humeruskop. De kom van het ge-

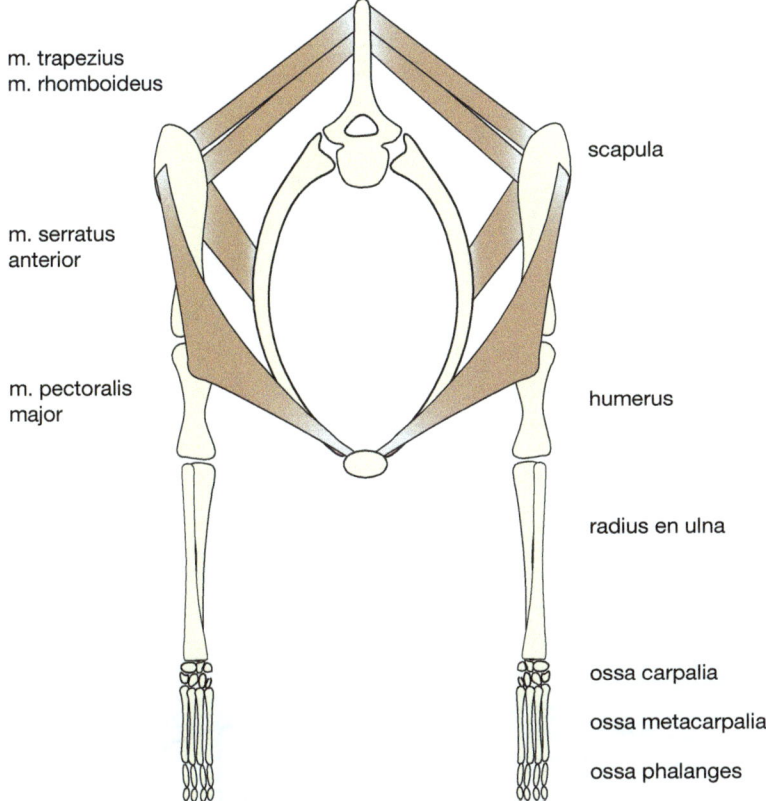

Figuur 0-3
Bij viervoeters vormt de scapula het ophangpunt van de romp (bron: Van der Molen, 2001).

wricht wordt enigszins vergroot door een bindweefselring die de rand van de gewrichtskom bekleedt: het labrum glenoidale. Deze bindweefselring varieert individueel qua dikte en afmeting. De ring bevat op de ringbotovergang (zeer weinig) kraakbeen. Het gewrichtsoppervlak wordt door het labrum in geringe mate vergroot en in aanzienlijke mate (circa 50%) verdiept. Soms dringt een deel van het labrum een stukje door in de glenohumerale gewrichtsholte waardoor een opvallende gelijkenis ontstaat met de meniscus van de knie *(figuur 0-5)*. Scheuren in het labrum veroorzaken dan ook dikwijls symptomen die lijken op die van een meniscuslaesie, zoals klikken, blokkeringen, pijnscheuten en dergelijke.

Het labrum glenoidale draagt door zijn vorm slechts in geringe mate bij aan de stabiliteit van het schoudergewricht. Wel is het labrum van belang als aanhechtingsplaats van het gewrichtskapsel, de glenohumerale ligamenten en de lange kop van de m. biceps brachii *(figuur 0-6)*. Het gewrichtskapsel alléén is overigens nauwelijks in staat om aan het glenohumerale gewricht stabiliteit te bieden. Het kapsel is namelijk tweemaal zo groot als het oppervlak van de humeruskop waardoor van een strakke verbinding geen sprake kan zijn. Verdikkingen in het schouderkapsel, de glenohumerale ligamenten, versterken het gewrichtskapsel. Deze zijn zeer

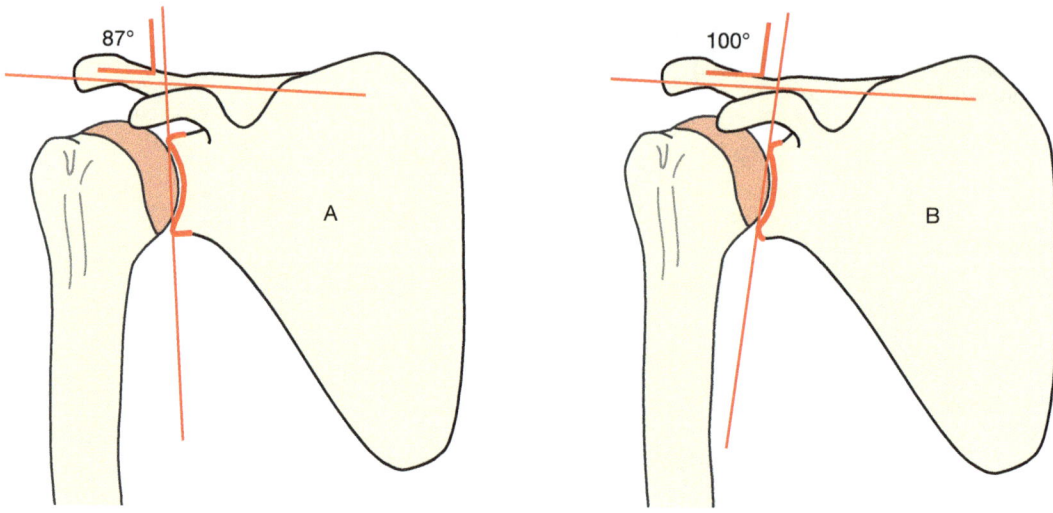

Figuur 0-4
De kom (glenoïd) staat ongeveer naar lateraal gericht (A), maar kan in individuele gevallen meer dan normaal naar boven 'wijzen' (B).

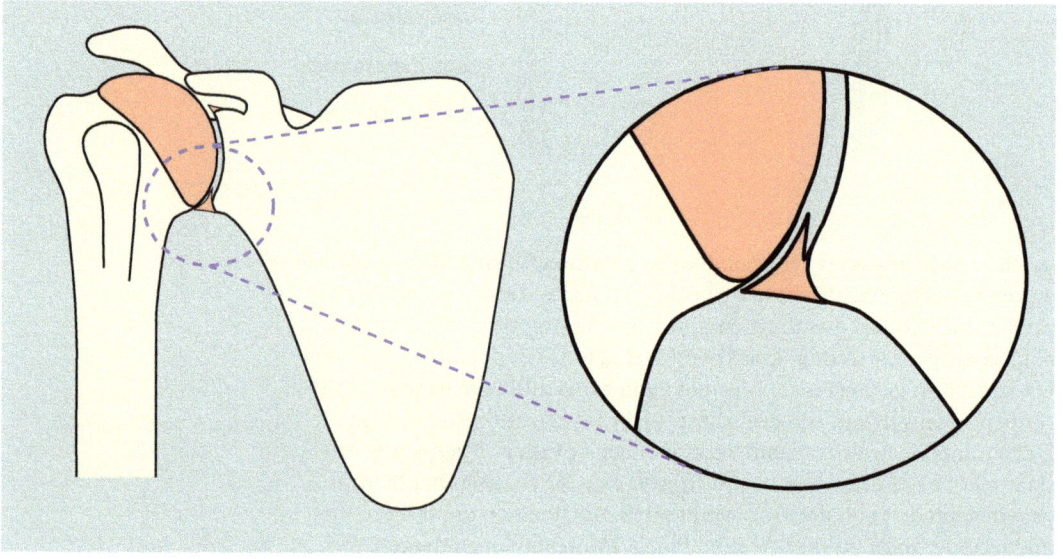

Figuur 0-5
Soms dringt een deel van het labrum een stukje door in de glenohumerale gewrichtsholte waardoor een opvallende gelijkenis ontstaat met de meniscus van de knie.

variabel in afmeting, vorm, dikte en lokalisatie. Alleen in de *eindstanden* van het glenohumerale gewricht komen deze ligamenten op spanning. Het kapsel wordt eveneens versterkt door peesvezels van de rotatorcuffmusculatuur. De pezen dringen over een lengte van ongeveer 2,5 cm door in het gewrichtskapsel en zijn in staat om het kapsel op spanning te houden. De stabiliteit van het glenohumerale gewricht wordt in de middenstanden voornamelijk bewerkstelligd door contractie van de vier rotatorcuffspieren: m. supraspinatus, m. infraspinatus, m. teres minor en m. subscapularis. Deze spieren spelen een cruciale rol bij de instandhouding van een goede biomechanica van het schoudergewricht. Zwakte en degeneratieve veranderingen van de rotatorcuffspieren en -pezen leiden in veel gevallen tot schouderklachten.

Hoewel bewegingen van de humeruskop tegenover de cavitas glenoidalis voornamelijk bestaan uit rotaties, laat het kapsel-bandapparaat ook rollen en translatie toe (*figuur 0-7*).[1]

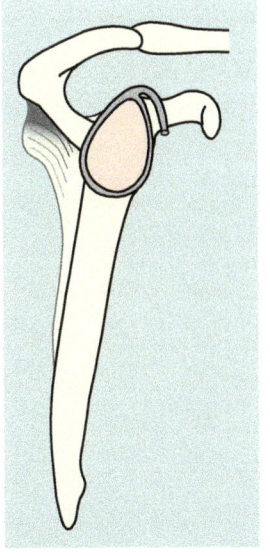

Figuur 0-6
De lange kop van de m. biceps brachii ontspringt voor een groot deel op het labrum glenoidale.

Bewegingen van de schouder

De geringe stabiliteit van het glenohumerale gewricht maakt beweging van de arm in vele bewegingsrichtingen mogelijk: anteflexie, retroflexie, abductie, adductie, endorotatie en exorotatie. Bovendien is het schouderblad in staat om in allerlei richtingen over de thorax te bewegen: protractie, retractie, elevatie, depressie, laterorotatie en mediorotatie.

Een gecombineerde beweging van het sternoclaviculaire, acromioclaviculaire en glenohumerale gewricht maakt een volledige elevatie van de arm mogelijk. De verschillende gewrichten leveren elk hun eigen aandeel aan een bepaald bewegingstraject.

Tijdens maximale elevatie (180 graden) vindt ongeveer twee derde deel van de beweging plaats in het glenohumerale gewricht (120 graden) en een derde deel van de beweging in het scapulothoracale glijvlak (60 graden). De scapulaire rotatie van 60 graden wordt tot stand gebracht door bewegingen in het sternoclaviculaire gewricht (40 graden) en het acromioclaviculaire gewricht (20 graden).[1] Veel individuele variatie wordt hierbij gezien.

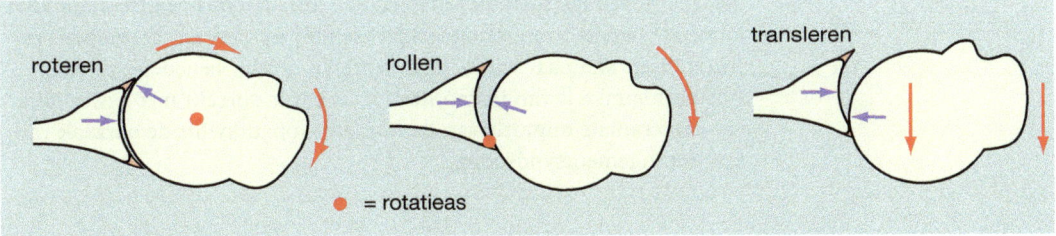

Figuur 0-7
Hoewel bewegingen van de humeruskop ten opzichte van de cavitas glenoidalis voornamelijk bestaan uit rotatiebewegingen laat het kapsel-bandapparaat ook rol- en translatiebewegingen toe.

Een beweging die de mens wél en de meeste viervoeters niet kunnen maken is *abductie* van de arm. Mensen zijn hiertoe in staat omdat daarbij de scapula in een laterale positie gehouden wordt door de clavicula, terwijl de m. deltoideus de arm naar abductie trekt. De m. deltoideus kan deze beweging tot stand brengen door zijn lateraal gelegen origo aan het acromion, de laterale delen van de spina scapulae en de clavicula. Door de laterale ligging van het acromion ontstaat een soort dak boven de humeruskop, ook wel het schouderdak genoemd.

Het schouderdak

Het schouderdak bestaat uit acromion, processus coracoideus en het ertussen gespannen ligamentum coracoacromiale *(figuur 0-8 en 3a-2)*.

Hoewel de humeruskop alleen een 'hyalien' gewricht vormt met de cavitas glenoidalis van de scapula vindt er tijdens het heffen van de arm ook een soort articulatie plaats tussen de humeruskop en het schouderdak. Een grote bursa subacromialis maakt het mogelijk om deze schuifbeweging langs het schouderdak vrijwel wrijvingsloos op te vangen. Van essentieel belang hierbij is een goed gecontroleerde contractie van de rotatorcuffspieren, die voorkomt dat tijdens het optillen van de arm de humeruskop tegen het schouderdak aan 'botst'. De ruimte tussen het schouderdak en de humeruskop bedraagt onder normale condities ongeveer een centimeter. Deze subacromiale ruimte kan door allerlei oorzaken te nauw worden of te vol raken waardoor inklemming van subacromiaal weefsel optreedt. Dergelijke 'impingementsyndromen' vormen de bron van veel schouderklachten.

Pathologie

Hierna worden enkele veelvoorkomende vormen van schouderpathologie besproken.

–*Instabiliteitsklachten.* Het glenohumerale gewricht is zeer beweeglijk maar ook zeer instabiel: instabiliteitsklachten zijn dan ook een frequent voorkomende oorzaak van schouderklachten bij werpers en racketsporters. Instabiliteit kan naar voren, naar achteren of naar beneden optreden. Wanneer sprake is van instabiliteit naar boven spreekt met gewoonlijk van een craniale migratie van de humeruskop: dikwijls de oorzaak van een impingementsyndroom.

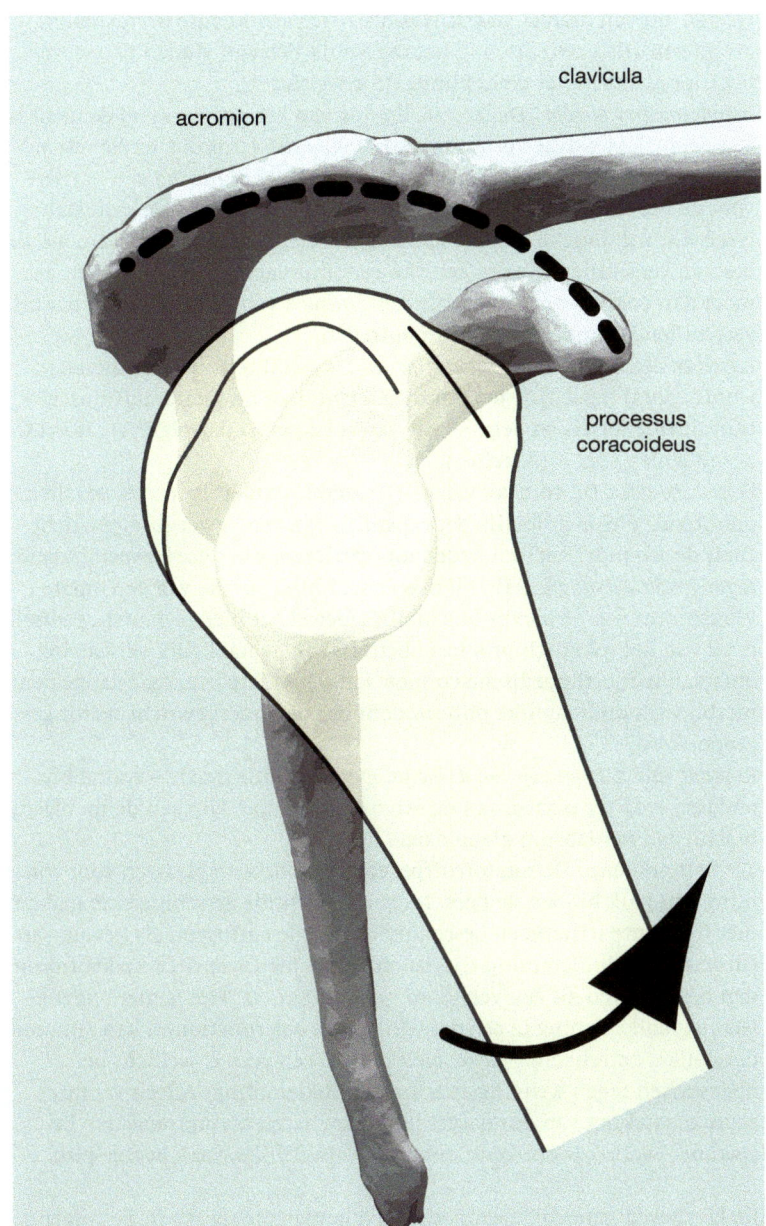

Figuur 0-8
Tijdens het heffen van de arm vindt een soort articulatie plaats tussen de humeruskop en het schouderdak.

- *Luxatie.* Bij een mobiel gewricht is het risico van luxatie betrekkelijk groot: van alle gewrichten in het menselijk lichaam vinden de meeste luxaties plaats in het glenohumerale gewricht.
- *Impingementsyndroom.** De laterale ligging van het acromion bij de mens is een oorzaak van deze vorm van pathologie: het acromion en de rest van het schouderdak vormen onder bepaalde omstandigheden een barrière voor de humeruskop tijdens elevatie van de arm zodat subacromiaal weefsel wordt ingeklemd: men noemt dit een impingementsyndroom. Er bestaan verschillende oorzaken van een impingementsyndroom en het moet dan ook worden gezien als een complex van verschijnselen dat bij verschillende aandoeningen kan optreden.
- *Letsels en degeneratie van rotatorcuffpezen.* De stabiliteit van de schouder wordt vooral musculair tot stand gebracht door de rotatorcuffmusculatuur: kleine letsels en degeneratie van subacromiaal gelegen rotatorcuffpezen leiden snel tot klachten.
- *Frozen shoulder.* De oorzaak van een 'frozen shoulder' is in veel gevallen onbekend. Wel is duidelijk dat capsulitis van een beweeglijk gewricht zoals de schouder snel zal leiden tot *beperkingen* van deze beweeglijkheid.
- *Neuralgische amyotrofie.* Hierbij is waarschijnlijk sprake van een ontstekingsproces van de plexus brachialis. Hoewel het hier geen orthopedisch maar een neurologisch probleem betreft, kan gemakkelijk verwarring ontstaan met orthopedische vormen van schouderpathologie aangezien hierbij vaak ondraaglijke pijn rondom het schoudergewricht wordt gerapporteerd.
- *Ruptuur van de lange kop van de biceps.* Deze ruptuur treedt – vooral bij ouderen – op ter plaatse van de origo van de lange kop van de m. biceps brachii aan het labrum glenoidale.
- *Tendinitis calcarea.* De rotatorcuffpezen zijn voorkeursplaatsen voor vorming van kalk binnen de pees. Mogelijk heeft dit verschijnsel te maken met frequente irritatie en beschadiging van de cuffpezen als gevolg van subacromiale inklemming tijdens abductie. Men kan deze kalkvorming dan beschouwen als een verstoord reparatieproces. Het is niet ondenkbaar dat kalkvorming in een dergelijke pees ook functioneel kan zijn: een dergelijke, betrekkelijk harde plek binnen een pees is wellicht beter opgewassen tegen wrijvingskrachten en inklemming. Alleen wanneer acute ontsteking van een dergelijke – vaak jaren asymptomatisch bestaande – kalkspat optreedt, ontstaat er duidelijke, vaak hevige pijn.

Alle hierboven genoemde aandoeningen komen ter sprake in de volgende hoofdstukken, daarbij steeds voorafgegaan door een concrete patiëntencasus.

---

* *De term 'impingementsyndroom' werd voor het eerst gebruikt in 1972 door C.S. Neer. 'Impingement' is een Engels woord voor 'botsing'; Neer bedoelde hiermee dat het acromion 'botste' tegen de rotatorcuffpezen. Meestal wordt 'impingementsyndroom' vertaald als 'inklemmingssyndroom': de rotatorcuffpezen worden hierbij immers ingeklemd tussen het acromion en de humeruskop.*

Literatuur

1 Snijders CJ, Nordin M, Frankel VH. Biomechanica van het spier-skeletstelsel. Maarssen: Elsevier Gezondheidszorg, 1995: hoofdstuk 14.
2 Molen R van der. Elementaire kynologische kennis. Lisse: Zuid Boekproducties BV, 2001: p. 80.
3 Wong AS, Gallo L, Kuhn JE, Carpenter JE, Hughes RE. The effect of glenoid inclination on superior humeral head migration. J Shoulder Elbow Surg 2003 Jul-Aug;12(4):360-4.

1 Hevige pijn in de rechterschouder bij een 20-jarige vrouw, geleidelijk in enkele uren ontstaan na een val op de schouder

Cindy Walravens en Koos van Nugteren

Een vierdejaars pabostudente maakte 's morgens vroeg een ongelukkige manoeuvre met haar fiets, remde en viel vervolgens over het stuur van haar fiets heen op de straatklinkers. Zij kwam op haar rechterzijde terecht en bezeerde daarbij vooral haar ribben en heup, maar kon nog wel op eigen kracht naar huis fietsen. In de loop van de middag werd haar rechterschouder pijnlijk. In enkele uren tijd nam de pijn zodanig toe dat heffen van de arm onmogelijk was. 's Nachts verergerde de pijn zo hevig dat slapen onmogelijk was. Zij kon geen enkele pijnvrije houding meer vinden. Armbewegingen waren in alle richtingen vrijwel onmogelijk vanwege de hevige pijn. De daaropvolgende dag (een zondag) en nacht bleef de pijn onverminderd hevig aanwezig. Zij bezocht dan ook op maandagochtend haar huisarts die een cuffruptuur vermoedde en een fysiotherapeutisch diagnostisch consult aanvroeg. De fysiotherapeute (CW) zag patiënte nog dezelfde ochtend.

Status praesens

Patiënte heeft ook in rust pijn. De pijn wordt ondraaglijk wanneer zij haar arm probeert op te tillen. Op een VAS-schaal van 0 (geen pijn) tot 10 (ondraaglijke pijn) geeft zij zichzelf een score van 10 wanneer zij probeert haar arm te heffen.

Patiënte verklaart dat zij bij de val weliswaar op haar schouder was terechtgekomen maar dat zij niet of nauwelijks last had van haar schouder gedurende de eerste uren na de val.

Inspectie

De rechterschouder is iets dikker dan de linkerschouder.

Algemene palpatie

De rechterschouder voelt warmer aan dan die aan de linkerzijde.

Functieonderzoek

– Passieve bewegingen in het humeroscapulaire gewricht zijn na enig uitproberen redelijk goed mogelijk, als patiënte tenminste heel bewust haar schouderspieren ontspant.
– Actieve elevatie is onmogelijk.
– Actieve rotaties zijn fors beperkt vanwege de pijn.
– Alle weerstandstests provoceren hevige pijn.

Tijdens het functieonderzoek valt patiënte bijna flauw vanwege de pijn (en slaapgebrek!).

Specifieke palpatie

Er is sprake van drukpijn aan de bovenzijde van de humeruskop.

Interpretatie

Bovenstaand verhaal toont het klinische beeld van een contusie* van peri- en subacromiale structuren. Er is zwelling ontstaan door ontsteking** van een of (waarschijnlijk) meerdere beschadigde subacromiale weefsels zoals rotatorcuffpezen, de bursa subacromialis en/of ligamenten. Zeer waarschijnlijk is geen sprake van een ernstig letsel zoals een fractuur of een ruptuur van een pees. Patiënte heeft immers niets gemerkt van een functiestoornis gedurende de eerste uren na de val. De pijn trad pas op toen een bepaalde mate van zwelling was ontstaan.

De ongunstige lokalisering van het ontstoken weefsel vormt de verklaring voor de hevige pijn. De ontsteking bevindt zich (deels) tussen het schouderdak en de humeruskop *(figuur 1-2)*. Deze ruimte is beperkt van omvang waardoor het ontstoken weefsel dan ook gemakkelijk tussen 'dak en kop' wordt ingeklemd. Armbewegingen zijn zeer pijnlijk omdat:

– de subacromiale ruimte kleiner wordt tijdens het heffen van de arm. Het ontstoken weefsel wordt dus gecomprimeerd zodra de arm omhoog wordt gebracht. Men kan dit beschouwen als een zeer fors impingementsyndroom *(zie hoofdstuk 3)*;
– de ontstoken rotatorcuffpezen op spanning komen te staan bij het heffen van de arm: de rotatorcuffspieren moeten bij het heffen van de arm namelijk aanspannen om de kop in de kom te fixeren.

Diagnose

Subacromiale contusie met als gevolg een zeer fors impingementsyndroom

---

* *Contusie: oedeem, bloeduitstorting en ontsteking in weefsel, ontstaan door stomp geweld.*
** *Met ontsteking wordt in dit verband bedoeld: inflammatie van beschadigd weefsel.*

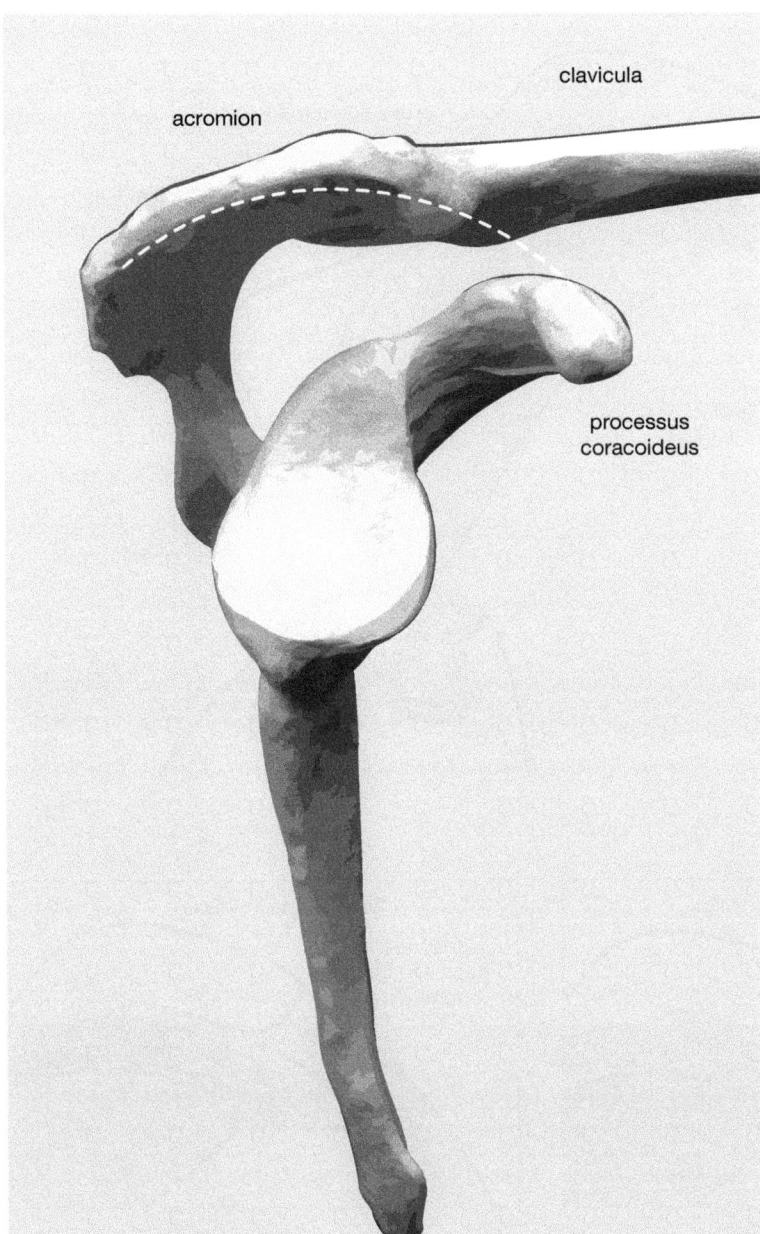

Figuur 1-1
Lateraal aanzicht van de scapula. De stippellijn toont de lokalisering van het schouderdak.

Therapie

Uiteraard is het van groot belang patiënte duidelijk te maken wat het probleem is. Verder is het belangrijk – gezien de hevige pijn – om haar gerust te stellen. Er is immers geen sprake van een ernstig letsel.
De therapie bestaat uit (gedoseerde) rust. Aan pijnmedicatie valt in de

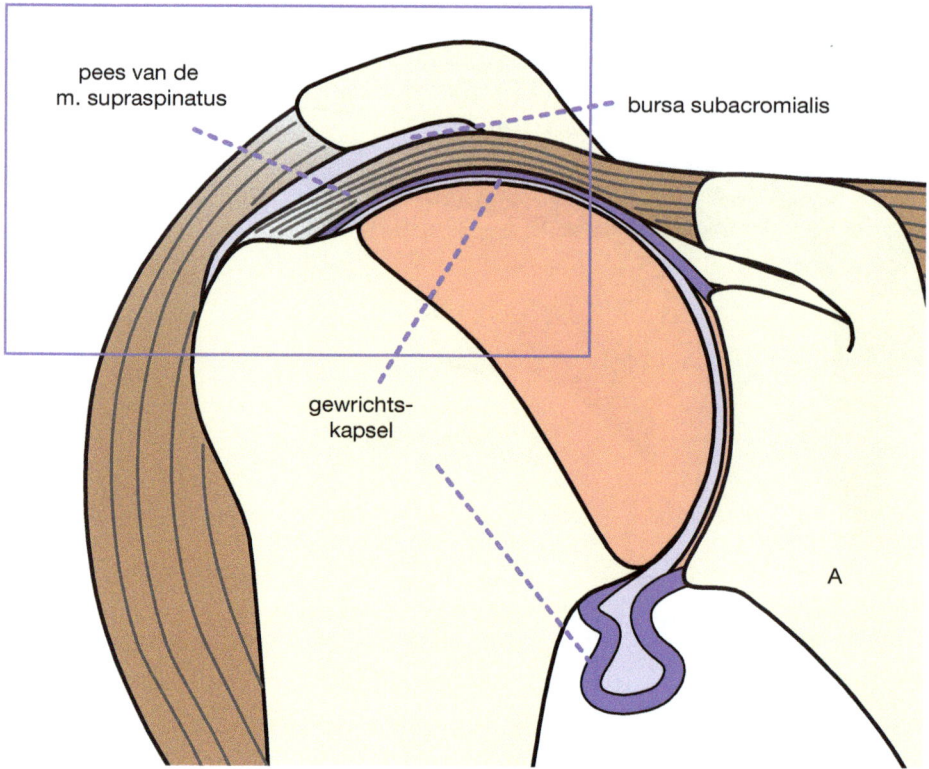

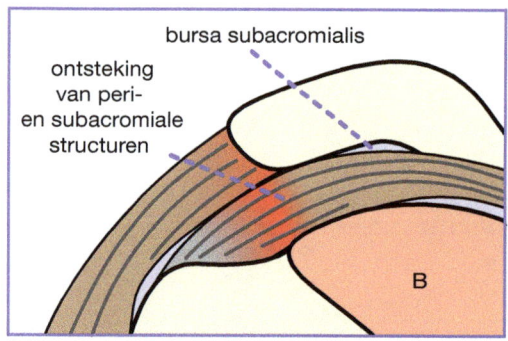
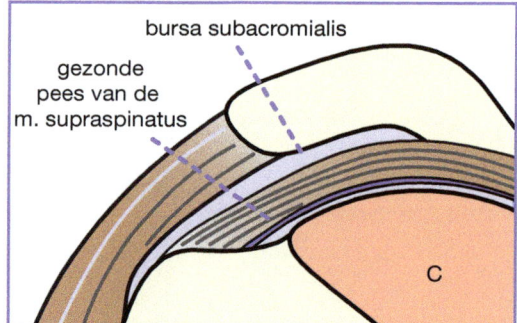

Figuur 1-2
A Illustratie van het schoudergewricht.
B Weergave van een subacromiale contusie na een val op de schouder. De ongunstige lokalisering van het gezwollen ontstoken weefsel verklaart de hevige pijn. De ontsteking bevindt zich (deels) tussen het schouderdak en de humeruskop.
C Dezelfde situatie in normale omstandigheden.*

* *De onderlinge verhoudingen van de anatomische structuren zijn om didactische redenen aangepast bij een aantal illustraties in dit boek.*

meeste gevallen niet te ontkomen. De pijn zal verdwijnen zodra de ontsteking uitdooft. Wanneer er sprake is van een 'zuivere' contusie en er dus geen rupturen bestaan, gebeurt dat meestal binnen een week. Patiënte mag op geleide van de pijn haar arm weer gaan bewegen. Zijn er daarna géén restklachten dan is verdere behandeling niet nodig.

Alleen wanneer na de ontstekingsfase klachten blijven bestaan kan men uitgaan van een (kleine) laesie van een subacromiaal gelokaliseerde pees of een ligament. Geleidelijke opbouw van de belasting waarbij in eerste instantie frequent en licht belast wordt bewogen en spierversterkende oefeningen voor de adductoren vormen in dat geval de basis van de revalidatie.

> Spierversterkende oefeningen voor de *adductoren* van de arm kunnen pijnverminderend werken wanneer sprake is van een impingementsyndroom. De humeruskop wordt namelijk bij contractie van de adductoren naar caudaal 'getrokken'. Door het naar caudaal glijden van de humeruskop vermindert de mate van inklemming van subacromiale weefselstructuren. Dikwijls is het mogelijk een painfull arc te 'genezen' door voorafgaand aan de abductie tienmaal een krachtige contractie van de adductoren van de arm te laten uitvoeren.* Adductieoefeningen kunnen het gemakkelijkst worden uitgevoerd met behulp van een elastische band die men ergens hoog vastmaakt. De patiënt trekt het uiteinde van de band met gestrekte arm naar beneden. De oefening heeft het meeste effect wanneer ze wordt uitgevoerd tussen 90 graden en 30 graden abductie of anteflexie.

Bij deze patiënte is een ruptuur onwaarschijnlijk omdat de functie van de arm na de val eerst ongestoord was.

Follow-up

Vier dagen na de val is de pijn al wat afgenomen. Bij het heffen van de arm heeft patiënte een VAS-score van 8. In rust, als zij de arm langs het lichaam houdt, is er geen pijn meer.

Een week later (elf dagen na de val) belt zij op om te melden dat zij volledig klachtenvrij is.

Bespreking

Geleidelijk optredende pijn die in enkele uren zeer hevig wordt en vooral gelokaliseerd is aan de laterale zijde van de bovenarm is kenmerkend voor een subacromiale ontsteking. De oorzaak van de hier beschreven subacromiale ontsteking was een val op de schouder. Het is in dergelijke gevallen zeer belangrijk te informeren naar de situatie tijdens de uren ná het trauma. Wanneer er direct na het trauma sprake is van niet afnemende hevige pijn, krachtsverlies of bewegingsbeperkingen dan dient men rekening te houden met een ernstig letsel zoals een ruptuur of fractuur; dan is

---

* *Deze bevinding is afkomstig uit onderzoek van de IAOM (International Academy of Orthopaedic Medicine).*

in veel gevallen beeldvormend onderzoek nodig om een fractuur uit te sluiten.

Opvallend bij deze vorm van pathologie is de wanverhouding tussen de – ondraaglijke – pijn en de betrekkelijk geringe ernst van het letsel. De verklaring hiervoor vormt de ongunstige locatie van het ontstoken weefsel dat is ingeklemd in de beperkte subacromiale ruimte. Men kan de gepresenteerde symptomen dan ook interpreteren als een fors subacromiaal impingementsyndroom. Een contusie is slechts één van de vele mogelijke oorzaken van een subacromiaal impingementsyndroom.

2 Spontaan optredende ondraaglijke pijn in linkerschouder en -arm bij een 47-jarige vrachtwagenchauffeur die al jaren lichte schouderklachten had

Koos van Nugteren

Al vijftien jaar had deze 47-jarige vrachtwagenchauffeur – in geringe mate – last van zijn schouders. Vooral 's morgens na het opstaan uit bed waren zijn schouders enigszins stijf en pijnlijk maar meestal verdween dit gevoel in de loop van de ochtend. Hij had er nooit veel aandacht aan besteed totdat op een bepaald moment hevige nachtelijke pijn ontstond in zijn rechterschouder en -arm. De pijn was zo hevig (9½ op een VAS-schaal van 0 tot 10) dat hij niet in bed kon blijven liggen en ijsberend de rest van de nacht in zijn woonkamer doorbracht. Het was onmogelijk zijn arm te heffen: elke kleine beweging veroorzaakte al ondraaglijke pijn. Aangezien de pijn ook overdag niet verdween besloot hij zijn huisarts te raadplegen. Deze gaf hem sterke pijnstillers die echter slechts een beetje verlichting van de pijn gaven. In de loop van de daaropvolgende week werd de pijn geleidelijk wat minder. Toen patiënt na twee weken nog steeds pijn had en niet in staat was om te werken besloot de huisarts een röntgenfoto te laten maken. Verder gaf hij hem een subacromiale injectie met corticosteroïden en een anaestheticum. Vrijwel direct verminderde de pijn en patiënt had gedurende de daaropvolgende week weinig last. Helaas was het effect van de injectie slechts tijdelijk want na een week kwam de pijn weer terug, hoewel deze niet meer zo hevig werd als tijdens de eerste paar dagen. Weer een week later bezocht patiënt zijn huisarts die nu dacht aan een peesschedeontsteking in de lange bicepspees en hem doorverwees naar een fysiotherapeut.

Status praesens

Patiënt heeft in rust geen pijn. Pijn treedt op bij actieve elevatie van de arm en wordt gevoeld aan de laterale zijde van de rechterschouder en -bovenarm.

Algemene palpatie

Algemene palpatie levert geen bijzonderheden op. De temperatuur van de schouder is normaal.

Functieonderzoek

- Volledige actieve elevatie is circa 30 graden beperkt. Passief is vrijwel volledige elevatie mogelijk.
- Passieve endorotatie is pijnlijk.
- Abductie tegen weerstand is pijnlijk.
- Exorotatie tegen weerstand is pijnlijk.
- De Yocum-test *(zie bijlage II)* is zeer pijnlijk en nauwelijks uit te voeren.
- De Kennedy-test *(zie bijlage II)* is zeer pijnlijk.

Specifieke palpatie

Er bestaat matige drukpijn ter plaatse van de insertie van de m. supraspinatus en ter plaatse van de lange kop van de biceps.

Interpretatie

Het verhaal van deze patiënt is zeer kenmerkend voor tendinitis calcarea. Deze aandoening kan jarenlang symptoomloos voorkomen, of zoals in dit geval alleen wat lichte schouderklachten veroorzaken. Op een bepaald moment wordt de kalkspat als het ware 'opgemerkt' door het lichaam dat daarop reageert met een heftige ontstekingsreactie. Een dergelijke 'inflammatie' kan binnen enkele uren ondraaglijke pijn veroorzaken. De subacromiale ligging van de calcificatie is zeer ongunstig omdat er maar beperkte ruimte bestaat voor het ontstoken en gezwollen peesweefsel *(figuur 2-1)*. Abductie van de arm verergert de pijn in sterke mate om twee redenen:

1. enerzijds wordt de abductie voor een deel uitgevoerd door de aangedane pezen, waarbij dus 'trek' op ontstoken peesweefsel ontstaat;
2. anderzijds wordt de subacromiale ruimte kleiner tijdens een abductie. De gezwollen ontstoken pees wordt daarbij dus ingeklemd. In mindere mate vindt dit ook plaats bij endorotatie van de arm.

Men noemt deze hevige ontsteking waarbij de kalkspat door het lichaam zelf wordt opgeruimd ook wel de resorptiefase van tendinitis calcarea. Wanneer men de ontsteking stil legt door het injecteren van de ontstoken zwelling met corticosteroïden vermindert de ontsteking en daarmee ook de zwelling en de pijn. Echter: het resorberen van de kalkspat wordt met deze behandeling eveneens gestopt. Zodra de corticosteroïden zich hebben verspreid en zijn uitgewerkt kan de ontsteking opnieuw opvlammen teneinde de resterende calcificatie te resorberen: dit is het geval geweest bij de patiënt in deze casusbeschrijving.

Zodra de calcificatie volledig is opgelost dooft de ontsteking uit en verdwijnt de pijn vanzelf. Wat dan echter resteert is een verzwakte pees.

Aanvullend onderzoek

Aangezien er een röntgenfoto is gemaakt in het beginstadium van de resorptiefase is de kans groot dat hierop nog iets te zien is van het kalkdepot. De desbetreffende foto wordt opgevraagd en toont inderdaad de

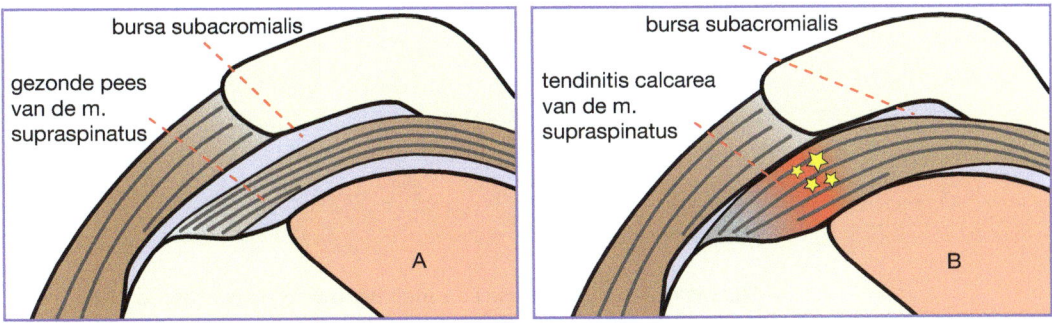

Figuur 2-1
A Schematische weergave van subacromiale structuren onder normale omstandigheden.
B Illustratie van tendinitis calcarea van de supraspinatuspees. De subacromiale lokalisering van de calcificatie is zeer ongunstig omdat hier maar beperkte ruimte bestaat voor het gezwollen ontstoken peesweefsel.

oorzaak van de hevige pijn: er is een kalkdepot zichtbaar vlakbij de insertie van de m. supraspinatus *(figuur 2-2)*.

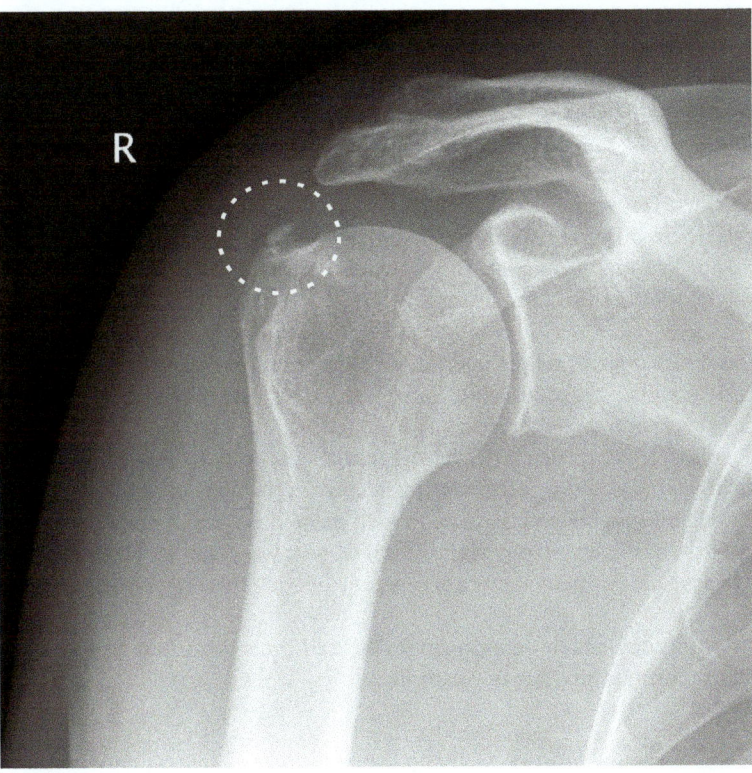

Figuur 2-2
De röntgenfoto toont de oorzaak van de hevige pijn: een zichtbaar kalkdepot vlakbij de insertie van de m. supraspinatus.

> **Diagnose**
>
> Tendinitis calcarea: resorptiefase

Therapie

Tijdens de ontstekingsfase kan men het best een afwachtend beleid volgen. In vrijwel alle gevallen is het nodig enige tijd pijnstillers te gebruiken. Men kan beter geen corticosteroïdeninjectie geven aangezien hiermee de ontsteking wordt onderbroken en het resorberen van de kalk daardoor langer duurt. Het natuurlijk verloop van tendinitis calcarea is gunstig.

Fysiotherapie

Tijdens de acute ontstekingsfase heeft het weinig zin om fysiotherapie toe te passen. Eventueel kunnen ijsapplicaties de ergste pijn wat kalmeren. Wanneer de klachten verminderen kan men door middel van adductie-oefeningen meer ruimte creëren tussen het acromion en de schouderkop (*zie hoofdstuk 1*). Pas als de ontsteking is gedoofd en zwelling van de subacromiaal gelegen pees is verdwenen kan men door middel van goedopgebouwde oefentherapie de kwaliteit en sterkte van de aangedane cuffpezen verbeteren. Frequent toegepaste en lichtgedoseerde functionele training is van belang voor een juiste ingroei van nieuwe collageenvezels op de plaats waar het kalkdepot zich heeft bevonden. Wanneer de patiënt een sport beoefent met de aangedane arm is het van belang al in een vroeg stadium lichtgedoseerde sportspecifieke training te geven. Zodra de klachten verdwenen zijn kan men het peesweefsel versterken met zwaardere training. Patiënten bij wie degeneratie van cuffpezen is aangetoond* kan men behandelen met excentrisch toegepaste krachttraining van de rotatorcuffmusculatuur.

Follow-up

Het duurt nog zes weken voordat de ontsteking bij de hier besproken patiënt volledig is uitgedoofd. Deze periode is tamelijk lang en is mogelijk het gevolg van de onderbreking in het natuurlijke verloop van de aandoening (direct na de corticosteroïdeninjectie). Het kost nog enige moeite de bedrijfsarts, die al spreekt over een operatie, ervan te overtuigen dat een tweede injectie onverstandig is. Enkele weken later zie ik patiënt voor het laatst. Hij is dan volledig klachtenvrij en gaat weer aan het werk. Ook het stijve gevoel dat hem al jaren 's morgens plaagde, is verdwenen.

Hij krijgt nog enkele oefeningen die hij zelf thuis kan uitvoeren om de rotatorcuffmusculatuur te versterken.

---

* *Een kalkdepot nestelt zich betrekkelijk vaak in gedegenereerd peesweefsel.*

Hoewel tendinitis calcarea tijdens de pijnlijke resorptiefase zeer invaliderend van karakter is, betekent deze fase het einde van het kalkdepot en daarmee van de aanwezige tendinitis calcarea. Indien het kalkdepot tijdens de voorafgaande rustfase van de aandoening al klachten veroorzaakte (wat niet altijd het geval is) zal de patiënt, na resorptie van de kalk, hiervan uiteindelijk genezen zijn.

Bespreking[*]

---

[*] *Meer informatie over dit onderwerp is gepubliceerd in* Orthopedische Casuïstiek, *2004; addendum: tendinitis calcarea (Koos van Nugteren).*

3 Een 56-jarige man met chronische pijn in de bovenarm die was ontstaan na het tillen van zware koffers

Koos van Nugteren

Al drie maanden had een 56-jarige man pijn aan de laterale zijde van zijn bovenarm. De pijn was ontstaan daags na een lange reis waarbij hij zware koffers had moeten dragen. Aangezien de pijn niet verminderde en het nu ook moeilijk werd de arm te heffen besloot hij een arts te raadplegen. Deze stuurde hem door naar de fysiotherapeut.

Status praesens

Er is geen pijn in rust. De pijn wordt geprovoceerd door de arm te heffen en wordt het meest gevoeld ter plaatse van de m. deltoideus. Patiënt geeft zichzelf een pijnscore van 4 op een VAS-schaal van 1 tot 10.

Algemene palpatie

Geen bijzonderheden. Er is geen sprake van zwelling of een temperatuurverhoging van de schouder.

Functieonderzoek

- Volledige elevatie is mogelijk. Passief doortesten van de laatste paar graden elevatie is pijnlijk.
- Weerstandstests: abductie en exorotatie tegen weerstand zijn pijnlijk.
- Er bestaat een painful arc; de meeste pijn wordt gevoeld rond 90 graden abductie.
- De Kennedy-test *(zie bijlage II)* is positief.
- Ook de Yocum-test is positief.

Specifieke palpatie

Nauwkeurige palpatie van de humeruskop toont drukpijn ter plaatse van de insertie van de m. supraspinatus.

Interpretatie

Bovenstaand verhaal duidt het beeld aan van een niet ernstig impingementsyndroom van de schouder: een veelvoorkomende aandoening waarbij subacromiaal gelegen structuren worden 'ingeklemd'. Dit geschiedt vooral bij het zijwaarts omhoog tillen van de arm. Impingement (inklemming) kan in principe ontstaan door twee oorzaken: 1 vernauwing van de subacromiale ruimte of 2 zwelling van subacromiaal weefsel, bijvoorbeeld peesweefsel. Er bestaan vele factoren die een dergelijk beeld kunnen oproepen. De ernst van het syndroom varieert van lichte pijn bij het opheffen van zware voorwerpen tot ondraaglijke pijn wanneer men de arm enigszins probeert op te tillen. In addendum 3a na deze casus wordt uitgebreid ingegaan op deze materie.

Onderhavige patiënt heeft vermoedelijk een impingementsyndroom op basis van een pijnlijk gezwollen pees van de m. supraspinatus. Een dergelijk degeneratief beeld wordt frequent aangetroffen in pezen van de rotatorcuffmusculatuur. Het histologisch beeld komt overeen met dat van een tendinose.

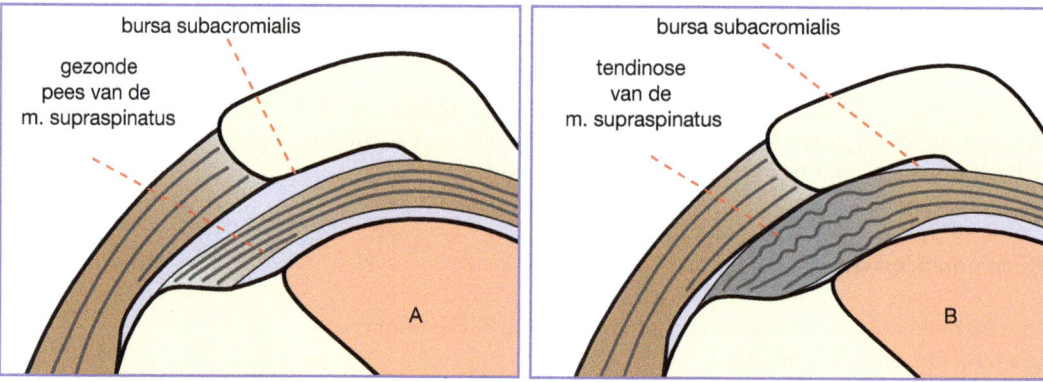

Figuur 3-1
A Illustratie van een gezonde supraspinatuspees.
B Illustratie van peesdegeneratie (tendinose) van de m. supraspinatus. Er is sprake van onder andere zwelling en afwijkingen in de collageenvezels, maar er zijn geen ontstekingsverschijnselen.

Diagnose

Tendinose van de pees van de m. supraspinatus met als gevolg een impingementsyndroom

Therapie

Behandeling van tendinose bestaat uit het dagelijks uitvoeren van excentrische spierversterkende oefeningen voor de aangedane musculatuur. Het spier-peesapparaat wordt hierdoor versterkt en degeneratief gezwollen pezen worden weer slanker. Patiënt krijgt twee halters (2 × 2 kg) mee naar huis en een oefenprogramma dat hij gemakkelijk thuis kan uitvoeren *(zie voor het oefenprogramma bijlage III)*.

In de loop van de weken wordt de oefening verzwaard door gebruik te maken van zwaardere halters. Verder wordt de oefening qua uitvoering gevarieerd zodat niet steeds hetzelfde deel van de cuffmusculatuur wordt getraind.

Naast training van de aangedane rotatorcuffmusculatuur kan men ook de adductoren van de arm trainen teneinde meer ruimte te creëren tussen het schouderdak en de schouderkop.

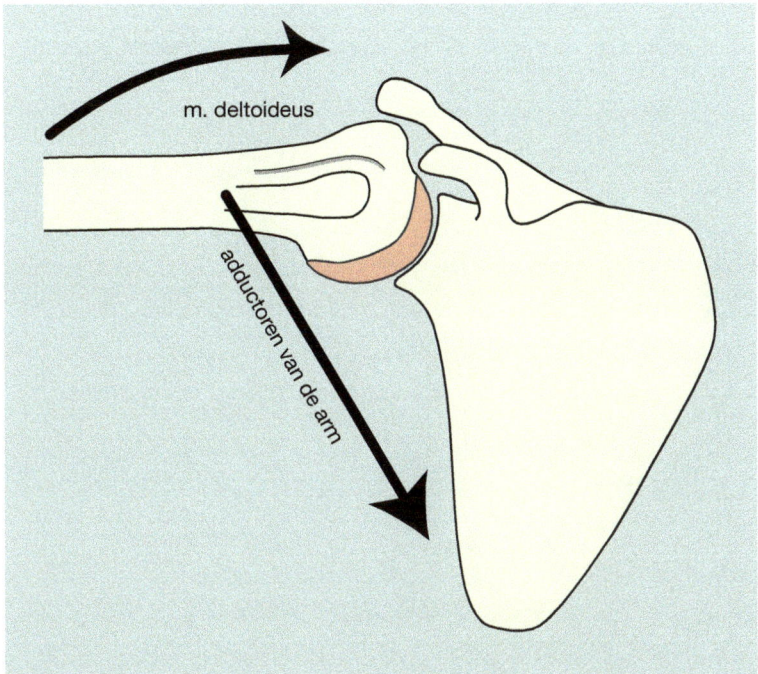

Figuur 3-2
Contractie van de adductoren tijdens het abduceren van de arm voorkomt een craniale migratie van de humeruskop.

Na een kortdurende toename van de pijn in de eerste week verminderen de klachten geleidelijk en binnen drie maanden is patiënt vrijwel volledig klachtenvrij. Alleen bij zwaar tillen boven zijn hoofd is dan nog lichte irritatie van de schouder voelbaar. Enkele maanden later zie ik hem voor een ander fysiek probleem. De pijn in zijn schouder is dan volledig verdwenen. Inmiddels doet hij geregeld fitnessoefeningen om de kracht van zijn (schouder)spieren te onderhouden.

Follow-up

Oefenfrequentie*

Een patiënt met tendinose die begint met excentrische krachttraining moet gewoonlijk *laaggedoseerd* oefenen. De *frequentie* van de training ligt dan relatief *hoog*: minimaal tweemaal per dag oefenen is noodzakelijk om aantoonbaar effect te hebben. De spier-peeseenheid moet voldoende prikkels krijgen om zich aan te passen aan zwaardere omstandigheden. Na verloop van tijd is zwaarder oefenen mogelijk en kan de oefenfrequentie zeer geleidelijk worden afgebouwd. Wanneer de klachten gering zijn en er duidelijk zwaarder kan worden getraind, kan men de frequentie terugbrengen tot één keer per dag.

Gebleken is dat klachtenvrije personen die beginnen met krachttraining het best drie keer per week kunnen oefenen. Getrainde personen die langer dan een jaar trainen kunnen het best twee keer per week trainen; de dosering is dan wel zeer hoog.

Wanneer de patiënt klachtenvrij is en enkele maanden krachttraining heeft gedaan is het mogelijk het bereikte resultaat te onderhouden door één keer per week – zwaar – te blijven oefenen. Het is verstandig dat therapeuten patiënten hierop wijzen teneinde de kans op recidieven te verkleinen.

Wanneer een patiënt klachtenvrij is en stopt met de krachttraining zal het bereikte resultaat (qua spierkracht en peessterkte) zeer geleidelijk weer afnemen. Het duurt zeker een half jaar voordat men het bereikte resultaat volledig is kwijtgeraakt. Het is onbekend hoe de kansen liggen om daarna weer een recidief te krijgen van een symptomatisch impingementsyndroom als gevolg van peesdegeneratie. Vermoedelijk kan op lange termijn de tendinose weer terugkeren, zeker wanneer personen een passief leven leiden.

---

* Uitgebreide informatie over de 'principes van krachttraining' is te vinden in Orthopedische Casuïstiek, 2004; addendum: tendinose *(Koos van Nugteren).*

3a Addendum: het impingementsyndroom van de schouder

Koos van Nugteren

Inleiding

De eerste 90 graden abductie van de arm wordt voornamelijk tot stand gebracht door contractie van de m. deltoideus (pars acromialis). De m. deltoideus heeft zijn origo aan het acromion en insereert aan de humerus. Tijdens de eerste 90 graden abductie wordt de humeruskop door deze spier naar het acromion toegetrokken (*figuur 3a-1*). Om te voorkomen dat de humerus tegen het acromion 'botst' zal de rotatorcuffmusculatuur contraheren. Hierdoor wordt de humeruskop, op ongeveer één centimeter afstand van het acromion, gefixeerd in de kom. Alle rotatorcuffspieren hebben namelijk een dusdanig verloop dat de humeruskop tijdens contractie enigszins naar caudaal wordt getrokken. Verder wordt de humeruskop door de rotatorcuffmusculatuur stevig in de kom gefixeerd. Deze perfecte samenwerking van spieren is van essentieel belang voor een soepel verlopende elevatie van de arm. Soms wordt om een of andere reden de werking van de rotatorcuffmusculatuur tijdens abductie van de arm dusdanig verstoord dat de humeruskop naar craniaal migreert, in de richting van het acromion: dit is de belangrijkste oorzaak van het ontstaan van het zogenaamde impingementsyndroom.

Het impingementsyndroom

Bij een impingementsyndroom wordt subacromiaal weefsel ingeklemd tussen de schouderkop en het schouderdak. Het schouderdak bestaat uit het acromion, het processus coracoideus en het ertussen gespannen ligamentum coraco-acromiale. De belangrijkste subacromiaal gelegen structuren zijn:
– de pezen van de rotatorcuffspieren.
– de bursa subacromialis.
– het craniale deel van het gewrichtskapsel.

Figuur 3a-1
Tijdens de eerste 90 graden abductie wordt de humeruskop door de m. deltoideus naar het acromion toegetrokken. Om te voorkomen dat de humerus tegen het acromion 'botst' contraheert de rotatorcuffmusculatuur.

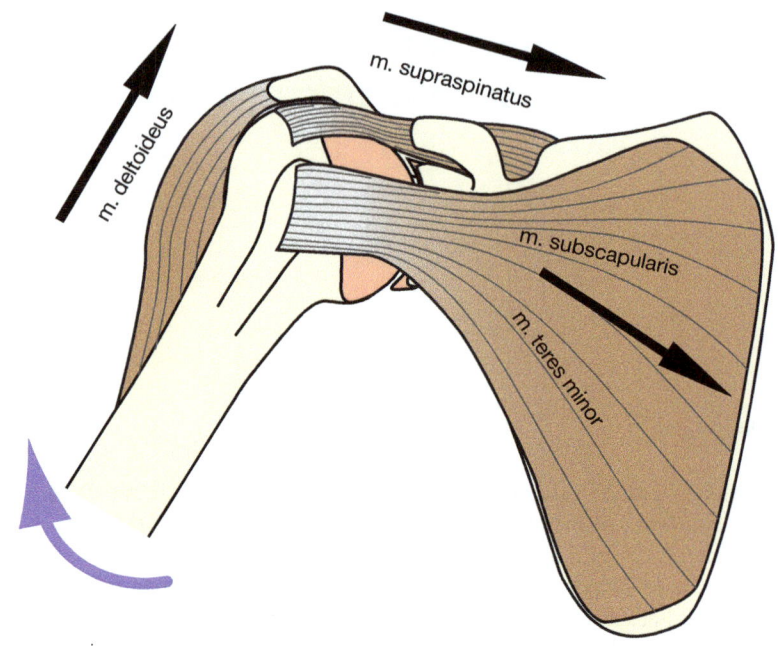

Figuur 3a-2
Het schouderdak bestaat uit het acromion, het processus coracoideus en het ertussen gespannen ligamentum coraco-acromiale.

Definitie

Inklemming van subacromiale structuren kan vele oorzaken hebben. De diagnose impingementsyndroom kan men daarom het best beschouwen als: *een complex van symptomen die het gevolg zijn van inklemming van weefsel tussen het schouderdak en de humerus. Deze inklemming kan ontstaan bij verschillende vormen van schouderpathologie.*

Symptomatologie

Aangezien een impingementsyndroom verschillende oorzaken kent, is het beeld van een impingementsyndroom niet voor iedere patiënt exact gelijk. Hoewel er gemeenschappelijke kenmerken zijn zullen de aard en ernst van de symptomen individueel verschillen. Toch kan men in de meest gevallen aan de hand van de gepresenteerde verschijnselen herkennen of er sprake is van een impingementsyndroom.

De volgende algemene kenmerken treft men aan bij een patiënt met impingement van subacromiale structuren.

– Pijn wordt gevoeld ter plaatse van de m. deltoideus, meestal anterolateraal, in ernstige gevallen uitstralend tot in de hand.
– Pijn ontstaat of wordt erger bij het heffen van de arm. Meestal is er *geen* pijn in rust. Wanneer er – in ernstige gevallen – toch pijn in rust bestaat

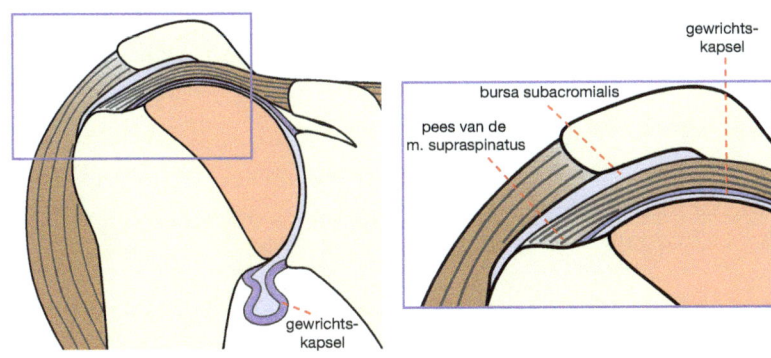

Figuur 3a-3
De belangrijkste subacromiale structuren.

is vrijwel zeker sprake van een ontsteking: elevatie van de arm is dan vaak onmogelijk uit te voeren wegens de pijn.
- Painfull arc. Elevatie van de arm toont gewoonlijk een pijnlijk traject rond 90 graden abductie: abductie is bijna altijd pijnlijker dan anteflexie. In ernstige gevallen is actieve elevatie als gevolg van de pijn niet mogelijk; de *passieve* mobiliteit is onaangetast.
- Passieve en actieve endorotatie zijn meestal pijnlijk, vooral met de arm in 90 graden elevatie.
- Weerstandstests zijn pijnlijk wat betreft abductie en exorotatie. Afhankelijk van de lokalisering van de pathologie kunnen ook andere weerstandstests pijnlijk zijn.
- Impingementtests zoals de Yocum-test, Kennedy-test en 'empty can'-test zijn positief *(zie bijlage II)*.

Bovenstaande symptomatologie geldt voor de meeste patiënten met een subacromiaal impingementsyndroom. De aard van de onderliggende pathologie zal bepalen wat de toe te passen behandeling moet zijn.

Etiologie

Aangezien de subacromiale ruimte beperkt is qua omvang kan dit bij bepaalde armbewegingen leiden tot drukverhoging binnen de pees. Vooral rond 90 graden abductie van de arm maar ook bij endorotatie is de subacromiale ruimte betrekkelijk klein zodat hier gemakkelijk impingement (inklemming) van cuffpezen kan plaatsvinden. Patiënten met impingementsyndroom hebben een hogere subacromiale druk dan asymptomatische personen[1] tijdens het heffen van de arm tot 90 graden. De grootste drukverhoging vindt plaats onder het anterolaterale deel van het acromion bij 90 graden abductie. Men moet zich goed realiseren dat inklemming van subacromiaal weefsel *niet* de oorzaak maar juist het gevolg is van een pathologische toestand.

> **Het verwarrende van de term impingementsyndroom[2]**
>
> Het woord 'impingement' betekent 'botsing' en wordt gewoonlijk vertaald als 'inklemming'. Het verwarrende in deze terminologie is dat men de inklemming beschouwt als aandoening op zichzelf en niet als symptoom ervan. C.S. Neer die deze term in 1972 bedacht vermoedde dat inklemming van rotatorcuffpezen leidde tot beschadiging ervan en tot partiële rupturen. Hij raadde dan ook aan om bij ernstige vormen van 'impingement' het voorste deel van het acromion operatief te verwijderen. Hierdoor kregen de subacromiale pezen meer ruimte zodat ze niet meer ingeklemd raakten. Een dergelijke acromioplastiek wordt nog steeds toegepast en in circa 80% van de gevallen levert de ingreep een goed resultaat op.[3] Het is echter zeer de vraag of 'inklemming' het primaire probleem is. McCallister et al.[4] toonden ook goede resultaten van hersteloperaties waarbij alleen de rotatorcuffpezen werden hersteld, dus zonder dat het anterolaterale deel van het acromion werd verwijderd. Budoff et al.[5] toonden aan dat alléén débridement* van aangedane cuffpezen eveneens goed helpt.

Mogelijke oorzaken

Het ziet ernaar uit dat – in veel gevallen – een disfunctie van de rotatorcuff de *oorzaak* is en de subacromiale inklemming het *gevolg* van de aandoening. Zwakke rotatorcuffspieren zijn namelijk niet goed in staat de humeruskop in de kom te fixeren tijdens elevatie van de arm: door contractie van de m. deltoideus ontstaat een verplaatsing van de humeruskop naar craniaal, in de richting van het acromion hetgeen leidt tot subacromiale inklemming (impingement). Zwelling van gedegenereerde rotatorcuffpezen in een betrekkelijk nauwe subacromiale poort vergroot de mate van inklemming. Bovendien zijn gedegenereerde pezen pijnlijk bij mechanische druk.

Er zijn veel factoren die invloed hebben op het ontstaan van een impingementsyndroom.

Risicofactoren

Inklemming van subacromiaal weefsel ontstaat door intrinsieke factoren en/of door extrinsieke factoren:

---

* *Débris = afvalmateriaal. Bij débridement worden de resten en rafels van gescheurd wondweefsel verwijderd.*

Intrinsieke factoren

Wanneer subacromiale structuren meer ruimte innemen dan normaal spreekt men van intrinsieke factoren. Deze situatie is het geval bij:
- zwelling van subacromiale pezen als gevolg van *degeneratie* (tendinose); tendinotische pezen zijn dikker dan gezonde pezen omdat de hoeveelheid grondsubstantie (matrix) tussen de collagene peesvezels tijdens het degeneratieproces toeneemt. Tendinose is kan worden behandeld door middel van excentrische toegepaste spierversterkende oefeningen;*
- zwelling van subacromiale pezen door *ontsteking* (tendinitis). Een veelvoorkomende oorzaak van subacromiale tendinitis is een val op de schouder *(zie hoofdstuk 1)*: enkele uren tot een dag na de val ontstaat zwelling (door ontsteking) van beschadigd peesweefsel met vrijwel ondraaglijke pijn in subacromiaal ingeklemde cuffpezen als gevolg. Een minder frequente oorzaak van tendinitis van is een auto-immuunproces zoals reumatoïde artritis;
- ontsteking of fibrosering van de bursa subacromialis.[6] Een bursitis kan ontstaan *1* door chronische irritatie, *2* door een trauma, *3* door een bacteriële infectie** of *4* door een auto-immuunproces zoals reumatoïde artritis. Een *secundaire* bursitis kan voorkomen bij rotatorcuffpathologie. Een subacromiaal impingementsyndroom wordt zelden veroorzaakt door een *geïsoleerde* bursitis subacromialis;
- een kalkspat in een subacromiaal gelegen pees. Niet altijd ervaart de patiënt hiervan klachten: een dergelijk kalkdepot kan jaren symptoomloos of vrijwel symptoomloos bestaan. tijdens de resorptiefase van een dergelijke 'tendinitis calcarea' is echter sprake van een felle ontstekingsreactie van de pees, waarbij altijd veel pijn zal optreden;
- zeldzame aandoeningen zoals subacromiaal gelegen tumoren.

Extrinsieke factoren

Wanneer de subacromiale ruimte kleiner is dan normaal spreekt men van extrinsieke factoren. Dit is onder andere het geval bij:
- een abnormaal gevormde coraco-acromiale boog;
- degeneratieve processen van het acromioclaviculaire gewricht zoals osteofytvorming aan de onderzijde van het gewricht;
- prominentie van het tuberculum majus;
- superieure migratie (naar boven) van de humeruskop: dit fenomeen treedt onder andere op bij (partiële) rupturen of zwakte van de rotatorcuffmusculatuur. Migratie naar boven kan overigens ook het gevolg zijn van een eerder doorgemaakte ruptuur van de lange kop van de m. biceps brachii *(zie hoofdstuk 6)*.

---

* Uitgebreide informatie over dit onderwerp is te vinden in een eerder verschenen boek uit de serie Orthopedische Casuïstiek: onderzoek en behandeling van peesaandoeningen – tendinose *(Koos van Nugteren, Dos Winkel).*

** Zie Orthopedische Casuïstiek, *november 2004: pijn aan de dorsale zijde van de elleboog bij een 48-jarige man, spontaan ontstaan in één nacht (Koos van Nugteren).*

Verder: de humeruskop zal eerder naar boven 'glijden' als de cavitas glenoidalis van nature vrij sterk naar boven gericht staat[7] *(zie figuur 3a-4).*
Ten slotte: wanneer het labrum glenoidale aan de bovenzijde is beschadigd kan de humeruskop zich gemakkelijker naar boven verplaatsen.

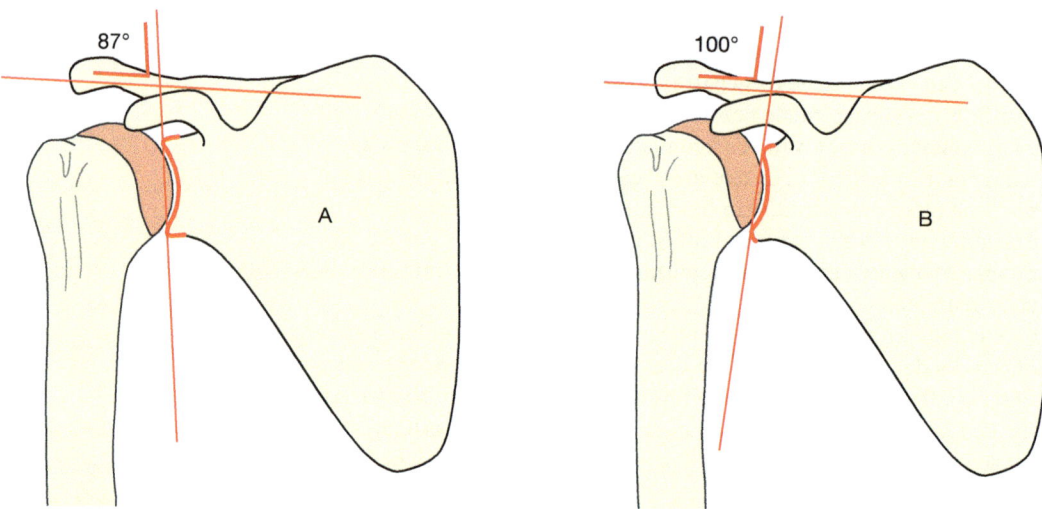

Figuur 3a-4
De humeruskop zal eerder naar boven 'glijden' wanneer de cavitas glenoidalis van nature tamelijk sterk naar boven gericht staat, zoals weergegeven in figuur B.

Inclinatiehoek van de fossa glenoidalis

Conrad et al. (2006)[8] toonden bij kadaveronderzoek het belang van de inclinatiehoek van de cavitas glenoidalis. Deze onderzoekers onderzochten de biomechanica bij de abductie van het glenohumerale gewricht waarvan de meeste cuffpezen waren doorgesneden. Zij vergeleken daarbij de beweging van de schouderkop wanneer deze *a* articuleerde in een naar boven gerichte kom en *b* wanneer deze articuleerde in een meer naar lateraal of iets naar beneden gerichte kom. Duidelijk was dat – als gevolg van de cuffrupturen – er een migratie van de schouderkop naar craniaal optrad tijdens de (kunstmatig) door de m. deltoideus uitgevoerde abductie van de arm. Ook was duidelijk dat de kans op een craniale migratie van de schouderkop groter werd wanneer het glenoïd meer naar boven gericht stond. Dezelfde test werd gedaan op een scapula met een 30 graden meer naar caudaal gerichte gewrichtskom; hierbij bleek nauwelijks sprake te zijn van een craniale migratie van de humeruskop.

Een studie van Oosterom et al. (2004)[9] toonde aan dat bij een schouderprothese met een grote inclinatiehoek (naar boven gerichte kom) het gevaar van een craniale subluxatie van de humeruskop het grootst is.

Wong et al. (2003)[7] toonden bij kadaveronderzoek een duidelijk statistisch verband tussen rotatorcuffrupturen en de inclinatiehoek van het glenoïd. Schouders met rotatorcuffrupturen hadden een gemiddelde inclinatiehoek van 98,6 graden terwijl die in niet-aangedane schouders gemiddeld 91,0 graden was. De cuffrupturen ontstaan waarschijnlijk als gevolg van inklemming door een gemakkelijk naar boven migrerende humeruskop.

De grootte van de subacromiale ruimte wordt voor een deel bepaald door de vorm en grootte van het acromion. Individueel zijn er aanzienlijke verschillen. Een naar beneden gebogen acromion (Bigliani type III; *figuur 3a-5*) verkleint uiteraard de eronder liggende ruimte. Of een nauwe subacromiale ruimte van groot belang is bij het ontstaan van een impingementsyndroom is dubieus: er zijn aanwijzingen dat het belang van een nadelige vorm en afmeting van het acromion vroeger werd overschat. Bij een kleine subacromiale ruimte in combinatie met sterke gezonde rotatorcuffpezen zal niet snel een impingementsyndroom ontstaan.

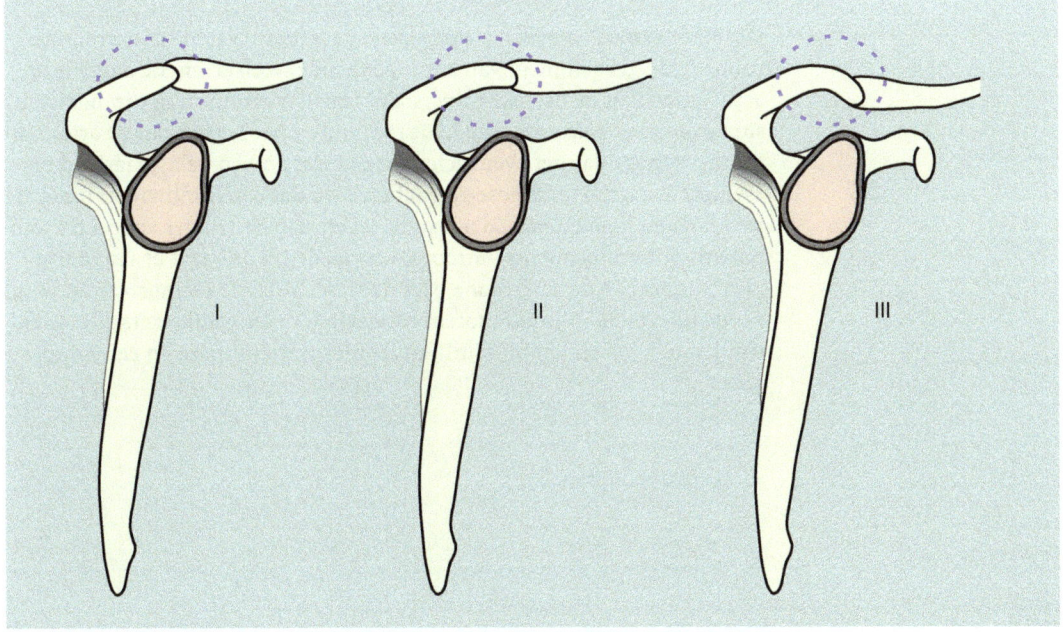

Figuur 3a-5
Bigliani beschreef in 1996[10] de morfologie van drie acromiontypen: acromiontype I is recht, II is licht gebogen en acromiontype III is sterk gebogen. Bij acromiontype III is de subacromiale ruimte het kleinst.

> **Afmeting en vorm van het acromion**
>
> Een impingementsyndroom komt vaker voor bij ouderen. Dit kan *niet* het gevolg zijn van veranderingen in de vorm van het acromion tijdens het verouderingsproces: vorm en afmeting daarvan zijn namelijk niet leeftijdafhankelijk. Wel kunnen er in de loop van de jaren osteofyten ontstaan onder het acromioclaviculaire gewricht: bij vijftigplussers is sprake van osteofytvorming van het acromioclaviculaire gewricht in 30% van de gevallen.[10]
>
> Hyvönen[1] vond bij zijn onderzoek geen significante verschillen in afmetingen van het acromion tussen de patiënten met een impingementsyndroom en een asymptomatische controlegroep: onderzoek naar de vorm van het acromion vindt deze onderzoeker dan ook onnodig voor het kunnen stellen van de diagnose 'subacromiaal impingementsyndroom'.

Opmerkelijk is dat ook in symptoomloze schouders vaak sprake is van peesdegeneratie: rotatorcuffdegeneratie en/of een totale cuffruptuur worden regelmatig aangetroffen in asymptomatische schouders van personen boven vijftig jaar.[11] Tachtig procent van de onderzochte schouders van personen ouder dan tachtig jaar bevat cuffrupturen.

De 'dikte van de aanwezige cuffpezen', de 'grootte van de subacromiale ruimte', 'de gevoeligheid van het ingeklemde weefsel' en 'de dagelijkse activiteiten van de betrokken persoon' bepalen vermoedelijk in hoeverre subacromiale drukverhoging leidt tot pijn bij het heffen van de arm. De indruk bestaat dat het evenwicht tussen belasting en belastbaarheid bij asymptomatische tendinose zeer labiel is en dat een minimaal trauma al tot klachten kan leiden. Zo'n trauma levert dan de trigger voor een symptomatisch impingementsyndroom. Vermoedelijk ontstaat er langdurig pijn wanneer in de aangedane pees neovascularisatie en ingroei van vrije zenuwuiteinden (pijnreceptoren) plaatsvinden; dergelijke verschijnselen worden ook gevonden bij pijnlijke achillespeestendinose en een jumper's knee.

> **Neovascularisatie**
>
> Het histologisch beeld bij *pijnlijke* tendinose toont gebieden van neovascularisatie binnen de aangedane pees. Het vermoeden bestaat dat er pas pijn optreedt in een gedegenereerde pees zodra de dichtheid van de neovascularisatie in de pees een bepaalde drempelwaarde heeft overschreden: vrije zenuwuiteinden (pijnreceptoren) die met de bloedvaatjes meegroeien zijn dan vermoedelijk verantwoordelijk voor het optreden van de pijn.

Het belang van de ingroei van bloedvaatjes en vrije zenuwuiteinden in aangedane gedegenereerde pezen blijkt uit diverse onderzoeken van Öhberg en Alfredson (2002 en 2005).[12,13,14] Zij behandelden tendinosepatiënten met een lokale scleroserende* injectie ter plaatse van nieuw gevormde bloedvaatjes zodat de desbetreffende neovascularisatie verdween. Men kon het effect van de injectie direct waarnemen door middel van kleurendopplerechografie. Met de vermindering of verdwijning van het neovasculaire weefsel verminderde ook de pijn in de desbetreffende pees. De studies betroffen de achillespees en de kniepees (jumper's knee). Bij enkele behandelde patiënten ging het om topatleten die enkele weken na de behandeling weer zeer hoge belastingen op het aangedane peesweefsel konden verdragen.[14]

Conservatieve behandeling

Bij acute pijn

De behandeling van een impingementsyndroom is afhankelijk van de oorzaak van de aandoening. Vooral *acuut* ontstane en hevige pijn vragen gewoonlijk om een min of meer afwachtend beleid. In deze gevallen is namelijk meestal sprake van een ontsteking van subacromiaal weefsel die meestal wordt veroorzaakt door een trauma (val op de schouder) of door een spontaan opvlammende tendinitis calcarea tijdens de resorptiefase *(zie hoofdstuk 1 en 2)*. Gedurende de eerste dagen veroorzaakt de ontsteking hevige, soms ondraaglijke pijn: daarom is wat betreft beide aandoeningen het voorschrijven van pijnmedicatie meestal noodzakelijk.

Een dergelijk ontstekingsproces moet eerst tot rust komen waarna men het herstel kan stimuleren door licht belast en frequent de schouder te bewegen. Er volgt een geleidelijke opbouw van de belasting. Oefeningen van de adductoren van de arm zijn zinvol aangezien deze spieren tijdens het heffen van de arm in staat zijn een craniale migratie van de schouderkop tegen te gaan *(figuur 3-2)*.

Niet altijd is fysiotherapie/kinesitherapie noodzakelijk.

Bij chronische pijn

Vrijwel alle vormen van een *chronisch* impingementsyndroom zijn conservatief te behandelen.[15,16] In de praktijk geschiedt dat door middel van goed gedoseerde en functionele krachttraining van de rotatorcuffspieren, bij

* Door middel van scleroserende injecties worden bloedvaatjes vernietigd. Men gebruikt hiervoor polidocanol, een middel dat onder meer wordt toegepast bij de bestrijding van spataderen.

voorkeur excentrisch uitgevoerd. Deze vorm van therapie is van doorslaggevend belang voor een goed herstel omdat excentrisch uitgevoerde krachttraining een gunstige invloed heeft op de kwaliteit, trekkracht en mate van zwelling van gedegenereerd peesweefsel (tendinose).[17] Pezen worden door krachttraining gezonder, minder pijnlijk, sterker en slanker (minder gezwollen), hetgeen een gunstige invloed heeft op:
- de mate van pijn: gezonde pezen kunnen meer mechanische druk verdragen zonder dat pijn optreedt;
- de grootte van de subacromiale ruimte. Wanneer de rotatorcuffpezen slanker worden ontstaat er meer ruimte subacromiaal en worden de pezen dus minder gemakkelijk ingeklemd;
- de mate van migratie naar boven van de humeruskop: sterke rotatorcuffspieren zijn in staat om de naar craniaal gerichte kracht van de m. deltoideus tijdens het heffen van de arm te compenseren. De humeruskop wordt door sterke rotatorcuffmusculatuur netjes in de kom gefixeerd. Minder migratie naar boven betekent derhalve een grotere subacromiale ruimte en minder inklemming.

Een concreet oefenprogramma is te vinden in *bijlage III*. De patiënt oefent door gewichten (dumbbells) te heffen in de open ruimte. Voor deze specifieke uitvoering is gekozen omdat:
- dit de voornaamste functie van de arm is: het heffen en verplaatsen van voorwerpen. Het is dus een functionele oefening;
- het heffen van de arm de pijn oproept waarvoor men komt. Deze beperking in de schouderfunctie dient men dus te trainen;
- de oefening uitstekend te doseren is;
- men de oefening kan variëren op allerlei (minder pijnlijke) manieren *(zie hierna)*.

Het oefenprogramma van *bijlage III* kan men op allerlei manieren variëren. Dit is nodig omdat niet bij elk impingementsyndroom dezelfde pees is aangedaan. Het is van belang dat de patiënt hevige pijn vermijdt. Lichte pijn tijdens de contractie wordt toegestaan. De uitvoering is het meest effectief wanneer de patiënt als het ware 'rondom de pijn' oefent. Het is verstandig om de oefening bij iedere patiënt te variëren omdat hiermee een versterking van de gehele rotatorcuffmusculatuur wordt gerealiseerd.
- Variatie 1: de excentrische contractie van de cuffmusculatuur kan worden uitgevoerd met een arm die zich meer of minder in exorotatie/endorotatie bevindt: hierdoor kan men meer nadruk leggen op contractie van de m. subscapularis (arm in exorotatie) of contractie van de m. infraspinatus/m. teres minor (arm in endorotatie); *figuur 3a-6*.
- Variatie 2: de excentrische contractie wordt meer naar anteflexie uitgevoerd of meer naar abductie. NB: nooit mag de oefening in volledige abductie worden uitgevoerd. De armen moeten minimaal een hoek van 30 graden met het frontale vlak hebben aangezien de beide scapulae ook een dergelijke hoek met het frontale vlak maken. Volledig zijwaarts bewegen is niet fysiologisch en ook niet functioneel.

– Alleen wanneer bovenstaande uitvoeringen alle te pijnlijk zijn kan men het volgende overwegen:
  • de oefeningen zonder gewichten uit te voeren;
  • de arm minder hoog te heffen;
  • de pijnlijke arm te heffen met de niet-aangedane arm, waarna deze op eigen kracht weer omlaag bewogen wordt;
  • de oefeningen eerst liggend of halfliggend uit te voeren.

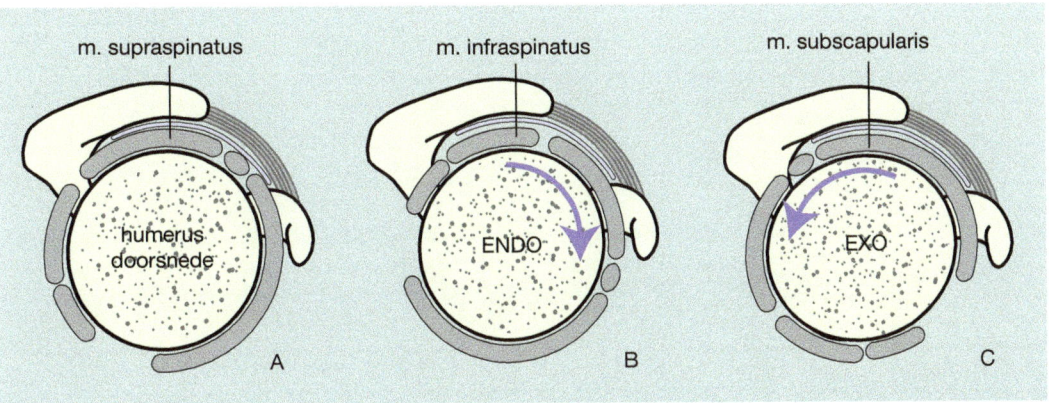

Figuur 3a-6
Men kan bij het oefenen meer nadruk leggen op de m. infraspinatus en m. teres minor (arm in endorotatie) of op de m. subscapularis (arm in exorotatie). De spier die zich bevindt aan de bovenzijde is bij het heffen van de arm het meest actief.

Operatieve behandeling

Alleen wanneer sprake is van een ernstig impingementsyndroom dat niet verbetert na uitgebreid conservatief beleid wordt een operatie overwogen.

Een te nauwe subacromiale ruimte kan men vergroten door middel van diverse chirurgische procedures. Het meest ingrijpend is de open operatie met resectie* van het acromion (acromioplastiek**) en van het coracoacromiale ligament. Minder ingrijpend is de artroscopisch toegepaste acromioplastiek. De resultaten van deze laatste techniek zijn in het algemeen goed wanneer de artroscopie door een ervaren chirurg wordt uitgevoerd.[18] Ook wanneer de subacromiale ruimte een normale omvang heeft en het impingementsyndroom veroorzaakt wordt door alleen intrinsieke factoren (bijvoorbeeld door gezwollen pezen) zal operatieve vergroting van de subacromiale ruimte afname van klachten bewerkstelligen omdat de ingeklemde gezwollen pezen hierdoor meer ruimte krijgen.

---

* *Resectie = partiële verwijdering.*
** *Plastiek = operatief herstel van een lichaamsdeel.*

Vaak worden tijdens operatie gedegenereerde 'tendinose-pezen' aangetroffen waarin zich partiële of complete cuffrupturen bevinden. Pathologisch peesweefsel en delen van een fibrotische bursa kunnen tijdens de operatie worden verwijderd. Resultaat: de (overgebleven) cuffpezen krijgen meer ruimte.

Excentrische krachttraining

Veel onderzoek naar het effect van excentrische spierversterking op gedegenereerd peesweefsel is verricht met betrekking tot de achillespees.[19,20] De goede resultaten hiervan zijn inmiddels voldoende aangetoond. Inmiddels volgen er steeds meer wetenschappelijke publicaties waarin ook een goed effect wordt aangetoond voor de kniepees (jumper's knee[21,22,23]), de onderarmextensoren (tenniselleboog[24]), de heupadductoren (liesblessure) en de rotatorcuffpezen (impingementsyndroom[25]). Deze vorm van therapie geldt voor peesaandoeningen die een geleidelijk ontstaan en chronisch beeld vertonen.* Patiënten hebben dus al vele maanden klachten.

NB: *acute* letsels dient men zoals eerder gezegd op een geheel andere manier te behandelen.

Literatuur

1 Hyvönen P. On the pathogenesis of shoulder impingement syndrome. Oulu: University Press, 2003: p. 57.
2 Bernstein J. In the beginning was the word. J Bone Joint Surg Am 2006 Feb; 88(2):442-5.
3 Roye RP, Grana WA, Yates CK (1995) Arthroscopic subacromial decompression: two- to seven-year follow-up. Arthroscopy 11:301-6.
4 McCallister WV, Parsons IM, Titelman RM, Matsen FA 3rd. Open rotator cuff repair without acromioplasty. J Bone Joint Surg Am 2005 Jun;87(6):1278-83.
5 Budoff JE, Nirschl RP, Guidi EJ. Debridement of partial-thickness tears of the rotator cuff without acromioplasty. Long-term follow-up and review of the literature. J Bone Joint Surg Am 1998 May;80(5):733-48.
6 Jonck T, Staes L, Mulder F de, Brys K, Lysens P. Rotatorcuffrupturen: De invloed van het acromiontype en grootte van de subacromiale ruimte op de schouderfunctie. Ned Tijdschr Fysiother 2003;113(4):70-4.
7 Wong AS, Gallo L, Kuhn JE, Carpenter JE, Hughes RE. The effect of glenoid inclination on superior humeral head migration. J Shoulder Elbow Surg 2003 Jul-Aug;12(4):360-4.
8 Konrad GG, Markmiller M, Jolly JT, Ruter AE, Sudkamp NP, McMahon PJ,

---

* Uitgebreide informatie over dit onderwerp is te vinden in een eerder verschenen boek in de serie Orthopedische Casuïstiek: *onderzoek en behandeling van peesaandoeningen - tendinose (Koos van Nugteren, Dos Winkel).*

Debski RE. Decreasing glenoid inclination improves function in shoulders with simulated massive rotator cuff tears. Clin Biomech (Bristol, Avon) 2006 Nov;21(9):942-9.

9 Oosterom R, Rozing PM, Bersee HE. Effect of glenoid component inclination on its fixation and humeral head subluxation in total shoulder arthroplasty. Clin Biomech (Bristol, Avon) 2004 Dec;19(10):1000-8.

10 Bigliani LU, Nicholson GP, Goodman DA, Flatow EL. The acromion: morphologic condition and age-related changes. A study of 420 scapulas. J Shoulder Elbow Surg 1996 Jan-Feb;5(1):1-11.

11 Milgrom C, Schaffler M, Gilbert S, Holsbeeck M van. Rotator-cuff changes in asymptomatic adults. The effect of age, hand dominance and gender. J Bone Joint Surg Br 1995 Mar;77(2):296-8.

12 Ohberg L, Alfredson H. Ultrasound guided sclerosis of neovessels in painful chronic Achilles tendinosis: pilot study of a new treatment. Br J Sports Med 2002 Jun;36(3):173-5;

13 Alfredson H, Ohberg L. Sclerosing injections to areas of neo-vascularisation reduce pain in chronic Achilles tendinopathy: a double-blind randomised controlled trial. Knee Surg Sports Traumatol Arthrosc 2005 May;13(4):338-44.

14 Alfredson H, Ohberg L. Neovascularisation in chronic painful patellar tendinosis: promising results after sclerosing neovessels outside the tendon challenge the need for surgery. Knee Surg Sports Traumatol Arthrosc 2005 Mar;13(2):74-80.

15 Brox JI, Gjengedal E, Uppheim G, Bohmer AS, Brevik JI, Ljunggren AE, Staff PH. Arthroscopic surgery versus supervised exercises in patients with rotator cuff disease (stage II impingement syndrome): a prospective, randomized, controlled study in 125 patients with a 2 1/2-year follow-up. J Shoulder Elbow Surg 1999 Mar-Apr;8(2):102-11.

16 Haahr JP, Ostergaard S, Dalsgaard J, Norup K, Frost P, Lausen S, Holm EA, Andersen JH. Exercises versus arthroscopic decompression in patients with subacromial impingement: a randomised, controlled study in 90 cases with a one year follow up. Ann Rheum Dis 2005 May;64(5):760-4.

17 Rees JD, Wilson AM, Wolman RL. Current concepts in the management of tendon disorders. Rheumatology (Oxford) 2006 May;45(5):508-21. [Epub 2006 Feb 20]

18 Schroder J, van Dijk CN, Wielinga A, Kerkhoffs GM, Marti RK. Open versus arthroscopic treatment of chronic rotator cuff impingement. Arch Orthop Trauma Surg 2001 May;121(5):241-4.

19 Alfredson H, Pietila T, Jonsson P, Lorentzon R. Heavy-load eccentric calf muscle training for the treatment of chronic Achilles tendinosis. Am J Sports Med 1998 May-Jun;26(3):360-6.

20 Fahlstrom M, Jonsson P, Lorentzon R, Alfredson H. Chronic Achilles tendon pain treated with eccentric calf-muscle training. Knee Surg Sports Traumatol Arthrosc 2003 Sep;11(5):327-33.

21 Purdam CR, Jonsson P, Alfredson H, Lorentzon R, Cook JL, Khan KM. A pilot study of the eccentric decline squat in the management of painful chronic patellar tendinopathy. Br J Sports Med 2004 Aug;38(4):395-7.

22 Jonsson P, Alfredson H. Superior results with eccentric compared to concen-

tric quadriceps training in patients with jumper's knee: a prospective randomised study. Br J Sports Med 2005 Nov;39(11):847-50.
23 Bahr R, Fossan B, Loken S, Engebretsen L. Surgical treatment compared with eccentric training for patellar tendinopathy (Jumper's Knee). A randomized, controlled trial. J Bone Joint Surg Am 2006 Aug;88(8):1689-98.
24 Svernlov B, Adolfsson L. Non-operative treatment regime including eccentric training for lateral humeral epicondylalgia. Scand J Med Sci Sports 2001 Dec;11(6):328-34.
25 Jonsson P, Wahlstrom P, Ohberg L, Alfredson H. Eccentric training in chronic painful impingement syndrome of the shoulder: results of a pilot study. Knee Surg Sports Traumatol Arthrosc 2006 Jan;14(1):76-81.

4 In enkele jaren toenemende schouderklachten bij een 23-jarige volleybalster

Paul van der Tas

Geleidelijk ontstond bij een rechtshandige jonge volleybalster pijn aan de rechterschouder, voornamelijk tijdens het beoefenen van haar sport. Zij kon zich geen duidelijk trauma herinneren; wel had zij een keer met 'armpje drukken' van een collega verloren. Haar arm kwam daarbij fors in exorotatie wat erg pijnlijk was.

Tijdens volleyballen werd zij beperkt in haar opslag en smashen, maar aanvankelijk verdween de pijn na afloop van de sportactiviteit. De klachten namen echter toe en na verloop van tijd kreeg zij ook pijn tijdens haar werk als begeleidster van kinderen met een handicap.
Langzamerhand werden alle bewegingen boven de 90 graden elevatie pijnlijk, zodat volleyballen onmogelijk werd. Ook het eten geven aan kinderen tijdens haar werk was een probleem.
Drie jaar na het begin van haar klachten werd er voor het eerst fysiotherapeutisch onderzoek verricht.

Status praesens

De pijn is vrijwel continu aanwezig en zeurend van karakter. Alleen wanneer zij de arm langs het lichaam houdt heeft zij geen pijn. In die houding kan zij gemakkelijk iets dragen of steunen op haar arm.
Zodra zij een bepaalde tijd op haar rechterschouder ligt, ontstaat pijn: 's nachts wordt zij wakker van de pijn als ze op de aangedane schouder ligt.
Onverwachte bewegingen zijn pijnlijk.

Inspectie

Een slanke jonge vrouw met een normaal postuur. De rechterschouder staat in anteropositie en depressie.

Functieonderzoek

- Er is sprake van een *ruime* exorotatie, zowel in 0 als in 90 graden abductie. De exorotatie is 110 graden.
- Abductie en anteflexie zijn eindstandig beperkt en pijnlijk.

- De coördinatie van de schouderbewegingen tijdens elevatie van de arm is slecht: het scapulothoracale ritme is verstoord: actief uitgevoerde anteflexie en abductie beginnen met een laterorotatie van het schouderblad.
- Het sulcus sign is positief graad II.[1]*
- De apprehension-relocationtest** is duidelijk positief.
- Impingementtests (painful arc, empty cantest en IRRST ofwel de 'Internal Rotation Resistance Strength Test'[2]) zijn positief voor de m. supraspinatus. Lagtests tonen een vermindering aan van het stabiliserend vermogen van de cuffmusculatuur. De test van Ferrari is positief, hetgeen duidt op afwezigheid of laxiteit (slapte) van het ligamentum glenohumerale medius.

Internal rotation resistance strength test (IRRST)

De IRRST is een betrouwbare stabiliteitstest[3] die wordt toegepast bij patiënten met een impingementsyndroom om te onderzoeken of dit wordt veroorzaakt door instabiliteit van het humeroscapulaire gewricht.

Men maakt bij een impingementsyndroom onderscheid tussen twee 'basisoorzaken':
1. er is sprake van een subacromiaal probleem (ook wel 'primair impingement' of 'outlet impingement' genoemd): men kan hierbij denken aan subacromiale tendinose *(zie hoofdstuk 3)*, tendinitis calcarea *(zie hoofdstuk 2)*, of een subacromiale zwelling door een trauma *(zie hoofdstuk 1)*;
2. er is sprake van een impingement op basis van instabiliteit die op haar beurt weer veroorzaakt wordt door een ligamentscheur, een te lax ligament en/of een labrumletsel: het primaire probleem bevindt zich dus intra-articulair en irritatie van de rotatorcuffpezen vindt plaats aan de articulaire (diepe) zijde van de pezen. Dit fenomeen wordt ook wel 'secundair impingement' of 'intern impingement' genoemd. Vooral personen die een 'bovenhandse' sport bedrijven (tennis, volleybal, speerwerpen) krijgen met dit probleem te maken.

Een *positieve* IRRST wijst op een intern gewrichtsprobleem (optie 2): het mechanisme van een positieve IRRST is gebaseerd op het feit dat bij een 'vaste' positie van de arm de endorotatoren de caput humerus naar voren transleren tegen de rand van het ventrale labrum aan. Is dat pijnlijk, dan laat de patiënt na flink aan te spannen en neemt de gegenereerde endorotatiekracht af. Bij een positieve IRRST is frequent sprake van een Bankart-laesie.

---

* Graad I: < 1 cm; graad II: 1 tot 1½ cm; graad III: > 1½ cm. Ook klachtenvrije *personen vertonen in veel gevallen sulcus sign graad II*. Mc.Farland et al. (1996)[1] vonden bij asymptomatische atleten in ongeveer de helft van de gevallen een sulcus sign graad II.
** Voor de uitvoering: zie *bijlage II*.

> Positieve impingementtests en een *negatieve* IRRST wijzen op een sub-
> acromiaal, *primair* impingement (optie 1): de negatieve IRRST wijst op een
> nog (redelijk) goede stabiliteit van het gewricht.

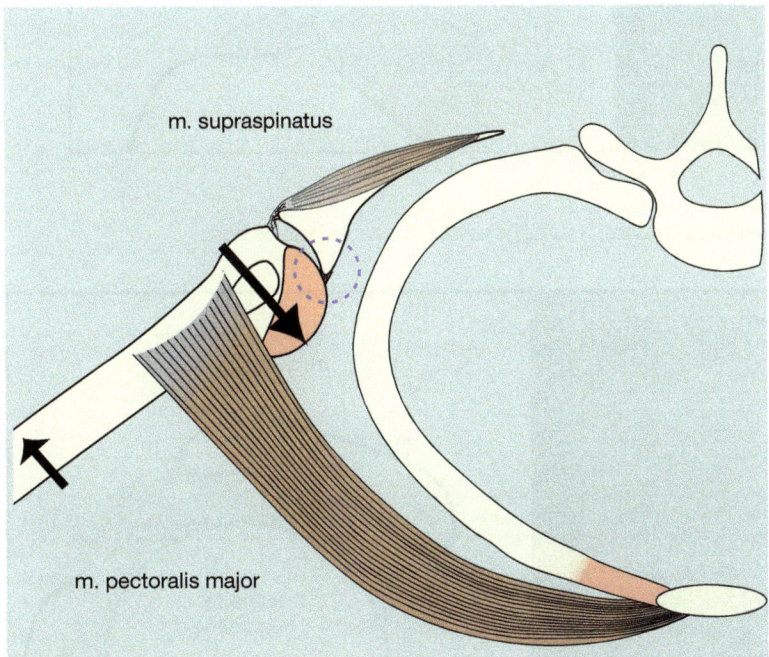

Figuur 4-1
Een positieve IRRST is gebaseerd op het feit dat bij een 'vaste' positie van de arm de endorotatoren de caput humerus naar voren transleren tegen de rand van het ventrale labrum aan (cirkel).

Palpatie

Er is forse drukpijn ter plaatse van de insertie van de pees van de m. supraspinatus.

Er zijn sterke aanwijzingen voor impingement/tendopathie/tendinose van de m. supraspinatus als gevolg van instabiliteit. Mogelijk is er sprake van een laesie van het voorste deel van het schouderkapsel.

Interpretatie

Aanvullend echografisch onderzoek

Er wordt een onderbreking van de continuïteit van de supraspinatuspees gevonden (*figuur 4-2*). Tevens vertoont de m. supraspinatus een tendinotisch beeld: de pees is sterk verdikt, echoarm en inhomogeen (*figuur 4-2*). Tijdens abductie van de arm treedt 'buckling' op: de pees van de m. supraspinatus kan niet vloeiend onder het acromion doorglijden en het caput humeri vertoont onvoldoende daling tijdens de abductie.

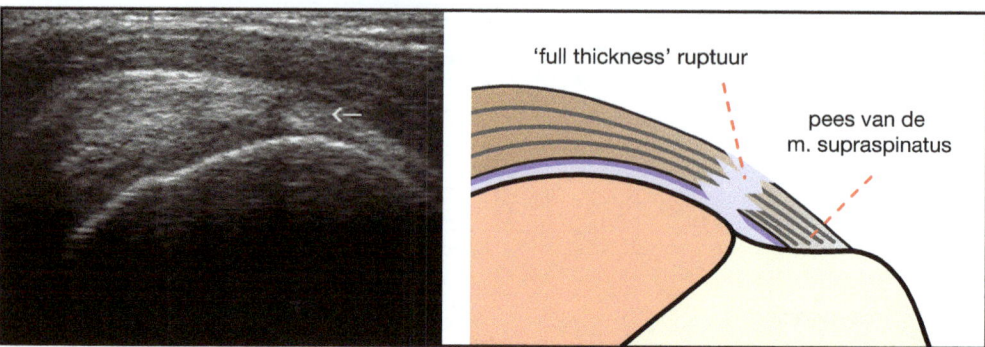

Figuur 4-2
Echogram: lengteopname van de supraspinatuspees. Het pijltje geeft de plaats aan van de laesie.

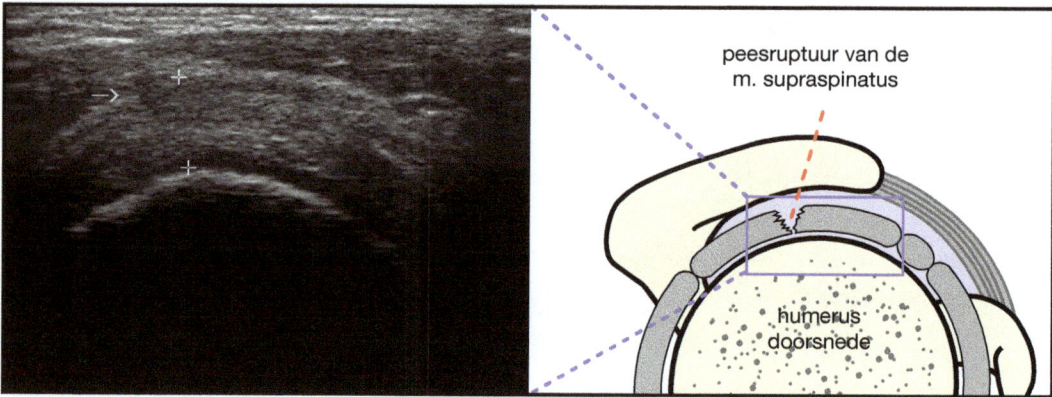

Figuur 4-3
Echogram: dwarse opname van de supraspinatuspees. Normaal is deze 7 mm dik, hier 10 mm. Het pijltje geeft de plaats aan van de laesie.

Diagnose

Lang bestaande multidirectionele* instabiliteit met als gevolg daarvan tendinose van de supraspinatuspees door chronische irritatie, met sterke aanwijzingen voor een 'full thickness' ruptuur (knoopsgatruptuur**)

---

* Het is vooral de naar voren en de naar proximaal gerichte instabiliteit die hier de klachten veroorzaakt.

** Een knoopsgatruptuur is een 'gat' in de pees. Aangezien dit gat 'door en door' van artrogene naar bursale zijde loopt, wordt het een 'full thickness'-ruptuur genoemd. Het betreft een partiële ruptuur omdat er nog tendogeen weefsel over is naast de laesie.

Therapie

Passieve anterieure instabiliteit – die mogelijk het gevolg is van een anterieur ligamentletsel – is conservatief moeilijk te behandelen. Daarom wordt er, mede ook vanwege de bevindingen bij het echografisch onderzoek, een consult aangevraagd bij een orthopedisch chirurg. Een goede passieve stabiliteit is van groot belang voor het intensief beoefenen van bovenhandse sporten zoals volleybal.

Dynamische stabiliteit, die vooral verzorgd wordt door de rotatorcuffmusculatuur, kan conservatief goed worden behandeld door middel van oefentherapie.

Tendinose van de m. supraspinatuspees is eveneens oefentherapeutisch goed te behandelen omdat er waarschijnlijk geen totale ruptuur van de rotatorcuffpezen bestaat.

Er wordt een oefenprogramma opgesteld, mede gebaseerd op publicaties van Wilk et al. (2002)[4] en Haahr et al. (2005)[5], dat bestaat uit:

Stabiliserende oefentherapie voor de schouder en excentrisch toegepaste krachttraining voor de m. supraspinatus. Beide oefensoorten vormen het hoofdbestanddeel van de oefentherapie en worden uitgevoerd om het primaire probleem van de instabiliteit te behandelen. De excentrische spierversterking heeft bovendien nog een gunstig effect op het secundaire probleem: de tendinose van de supraspinatuspees *(zie hoofdstuk 3)*.

Daarnaast worden passieve mobilisaties verricht van het caput humeri naar caudaal. Ook coördinatie van de scapula- en armbewegingen, alsmede de stand van de scapula krijgen veel aandacht. Zodra het mogelijk is wordt ook meer sportspecifiek getraind voor het verkrijgen van een goede coördinatie en techniek bij het volleyballen.

Aanvullend beeldvormend onderzoek: MRI

Er wordt een MRI-opname gemaakt van de schouder, waarbij de echografisch gevonden laesie van de m. supraspinatus wordt bevestigd *(figuur 4-4)*. Hierna wordt patiënte door de orthopedisch chirurg ingepland voor een artroscopische interventie, die echter pas na enkele maanden zal plaatsvinden, reden waarom de oefentherapie wordt voortgezet.

Follow-up

De stabiliteit van de schouder en de coördinatie van de schouderbewegingen herstellen goed. In de maanden voor de operatie wordt door patiënte stevig geoefend en de schouder bereikt een goede functie. Zelfs volleyballen is mogelijk, patiënte durft hierbij echter niet voluit te gaan in bovenhandse bewegingen.

Controle-echografisch onderzoek

Er wordt opnieuw echografisch onderzoek verricht na twee maanden training (drie weken voor de geplande operatiedatum): de pees van de m.

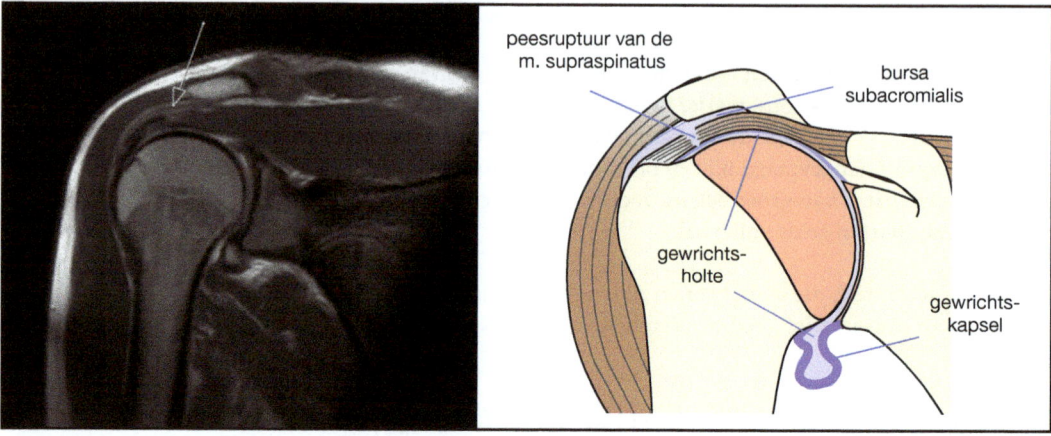

Figuur 4-4
MRI-opname van de rechterschouder. De echografisch gevonden laesie van de pees van de m. supraspinatus wordt op de MRI-opname bevestigd.

supraspinatus is minder verdikt en homogener van structuur. Buckling treedt niet meer op.

Artroscopie
– Tijdens de artroscopie (onder narcose) wordt een verhoogde translatie van de humeruskop gevonden in antero-inferieure richting.
– De exorotatie is verruimd ten opzichte van de niet-aangedane zijde.
– De hat-test* is 105 graden (niet-aangedane zijde 95°).
– Sulcus sign is beiderzijds 2+, afnemend in exorotatie.
– Er wordt een partiële intra-articulaire supraspinatuslaesie gevonden die bij abductie/exorotatie (de smashhouding) een intern impingement vertoont.
– Er zijn géén aanwijzingen voor een HAGL-laesie.**
– Het ligamentum glenohumerale inferius staat onvoldoende op spanning.
– Het labrum is intact en zit gefixeerd.

De supraspinatuspees wordt genettoyeerd met de shaver. Het ligamentum glenohumerale inferius word gereefd (ingekort) zodat het weer voldoende op spanning komt te staan. Onder narcose is de exorotatie in 0 graden abductie nu 70 graden en in 90 graden abductie rond de 80-90 graden: de (te grote) mobiliteit is als gevolg van het 'reven' duidelijk verminderd. De artroscopie wordt afgerond met het aanleggen van een mitella.

---

* *Hat-test = hyperabductietest: de therapeut beweegt de arm van de patiënt passief in maximale abductie. Hierbij wordt vastgesteld of er sprake is van hypermobiliteit van het glenohumerale gewricht.*
** *HAGL-laesie = Humeral Avulsion of the Glenohumeral Ligament. Het glenohumerale ligament scheurt hierbij af van de humerus.*

Patiënte wordt fysiotherapeutisch behandeld volgens een schema van het ziekenhuis. Direct postoperatief mag worden gemobiliseerd op geleide van pijn naar: anteflexie 90 graden, scaption*(figuur 4-5B)* 90 graden en exorotatie 20 graden (in 0° abductie). De opbouw van de mobiliteit en de belasting moet zeer geleidelijk plaatsvinden.

Vanaf de vierde week mag de mobiliteit geleid actief worden opgebouwd naar volledige bewegingsuitslagen. Verder wordt dan begonnen met isometrische krachttraining van de rotatorcuffmusculatuur.

Na de achtste week mag patiënte verhoogd actief bewegen, maar nog geen maximale spierkrachttraining uitvoeren.

Van belang bij het vervolg van de revalidatie zijn: stabiliserende oefeningen (rotatiebewegingen tegen weerstand), coördinatieve training (baltraining: *zie bijlage IV en V*) en aandacht voor het scapulothoracale ritme.

Patiënte is na twee maanden nagenoeg klachtenvrij in het dagelijks leven.

Verdere follow-up

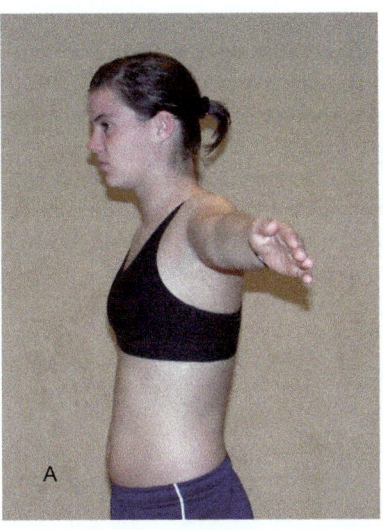 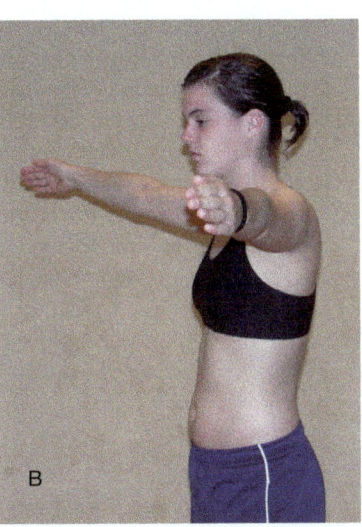

Figuur 4-5
A Zuivere abductie.
B Scaption (scapulaire abductie). 'Scaption' wil zeggen: een abductie van de arm in het scapulaire vlak. De arm en de scapula maken hierbij een hoek van 30 graden met het frontale vlak. Kort na een schouderoperatie is scapulaire abductie veiliger dan zuivere abductie omdat er bij scapulaire abductie geen spanning komt te staan op de ligamenten en het labrum glenoidale.

Training van rotatorcuffmusculatuur is een uitstekende therapievorm voor het herstel van de *dynamische* stabiliteit van het schoudergewricht. Na enkele maanden training is een patiënt met glenohumerale instabiliteit in veel gevallen (nagenoeg) klachtenvrij wat betreft de dagelijkse activiteiten. Alleen in de eindstanden van het glenohumerale gewricht kunnen klachten ontstaan omdat de stabiliteit dan voor een deel wordt verzorgd door de ligamenten die subluxaties moeten voorkomen. Zware bovenhandse sportactiviteiten blijven daarom voor patiënten met instabiliteitsklachten riskant. Wanneer de patiënt niet per se – intensief – een bovenhandse sport wil of hoeft te beoefenen heeft een conservatieve benadering vaak voldoende effect. In het geval van deze patiënte werd het ligamentum glenohumerale inferius ingekort om ook de passieve stabiliteit tijdens het

Bespreking

bovenhandse volleybalspel te waarborgen. Door herstel van dit anterieure ligament kan zij na verloop van tijd waarschijnlijk weer prima bovenhands sporten. Aandacht voor een juiste techniek van gooien, smashen of zwemmen is echter van groot belang om recidieven te voorkomen.

Hierna volgen addendum 4a en 4b waarin specifiek aandacht wordt besteed aan de oorzaken en behandelmogelijkheden van glenohumerale instabiliteit.

Literatuur

1 McFarland EG, Campbell G, McDowell J. Posterior shoulder laxity in asymptomatic athletes. Am J Sports Med 1996 Jul-Aug;24(4):468-71.
2 Zaslav KR. Internal rotation resistance strength test: a new diagnostic test to differentiate intra-articular pathology from outlet (Neer) impingement syndrome in the shoulder. J Shoulder Elbow Surg 2001 Jan-Feb;10(1):23-7.
3 Zaslav KR. Internal rotation resistance strength test: a new diagnostic test to differentiate intra-articular pathology from outlet (Neer) impingement syndrome in the shoulder. J Shoulder Elbow Surg 2001 Jan-Feb;10(1):23-7.
4 Wilk KE, Meister K, Andrews JR. Current concepts in the rehabilitation of the overhead throwing athlete. Am J Sports Med 2002 Jan-Feb;30(1):136-51.
5 Haahr JP, Ostergaard S, Dalsgaard J, Norup K, Frost P, Lausen S, Holm EA, Andersen JH. Exercises versus arthroscopic decompression in patients with subacromial impingement: a randomised, controlled study in 90 cases with a one year follow up. Ann Rheum Dis 2005 May;64(5):760-4.

4a Addendum: de stabiliteit van het glenohumerale gewricht

Koos van Nugteren

Inleiding

Glenohumerale stabiliteit wordt tot stand gebracht door:
- de vorm van kop en kom;
- ossale structuren: het acromion, het os coracoideum;
- het labrum glenoidale;
- het gewrichtskapsel en ligamenten;
- de rotatorcuffmusculatuur;
- de meer oppervlakkig gelegen musculatuur.

Het glenohumerale gewricht is – in vergelijking met het heupgewricht – zeer klein en vlak. Zijn stabiliteit is dan ook nagenoeg volledig afhankelijk van de omringende structuren. De scapulohumerale ligamenten zijn niet strak om het gewricht heen gespannen en laten een grote beweeglijkheid toe. Ze spelen dan ook vooral een rol nabij de bewegingsgrenzen van het gewricht.[1] Wel kunnen de scapulohumerale ligamenten gespannen worden door erin uitstralende peesvezels van de rotatorcuffmusculatuur. Deze bestaat uit vier diep gelegen spieren die alle hun aanhechting hebben rondom de schouderkop. De vier pezen lopen in elkaar over en vormen samen een soort 'manchet' die de schouderkop omvat. Bij contractie van de rotatorcuffmusculatuur comprimeren ze de kop in de kom (*figuur 4a-1*). De rotatorcuffmusculatuur is vooral actief in de functionele middenstanden van de arm omdat de ligamenten dan op zichzelf niet op spanning staan.[2] Zwakte of disfunctioneren van de rotatorcuffmusculatuur tast de stabiliteit van het schoudergewricht aan.

> De diepst gelegen spieren van een willekeurig gewricht in het menselijk lichaam worden 'lokale' spieren genoemd. Ze hebben vooral een *stabiliserende* functie. Ze kunnen echter minder kracht overbrengen dan de meer oppervlakkig gelegen 'globale' spieren. Biomechanisch hebben de globale spieren hiervoor een veel gunstiger ligging omdat hun aanhechting zich verder van de rotatieas van het gewricht af bevindt. In het geval van het

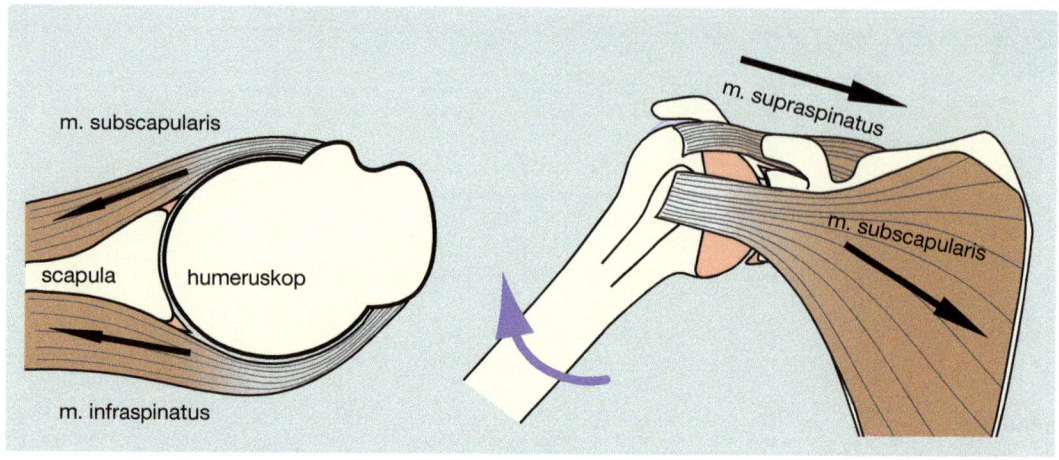

Figuur 4a-1
De rotatorcuffmusculatuur speelt een essentiële rol bij de stabiliteit van het glenohumerale gewricht omdat bij contractie van deze musculatuur de humeruskop in de kom wordt getrokken. Links: transversale doorsnede; rechts: vooraanzicht.

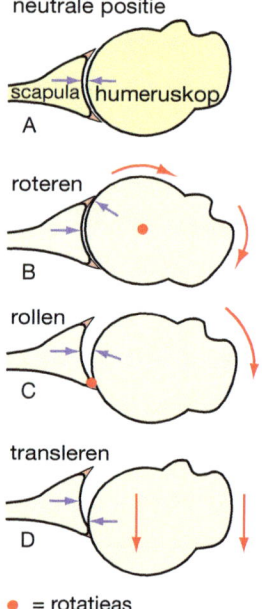

Figuur 4a-2
Glenohumerale articulatie bestaat voornamelijk uit een rotatiebeweging (zie B) van de humeruskop in het glenoïd. Hierbij glijden de gewrichtsoppervlakken over elkaar.

glenohumerale gewricht kunnen de m. deltoideus, de m. pectoralis en de m. latissimus dorsi worden gezien als 'globale' spieren.

Fysiologische beweging

Glenohumerale articulatie bestaat voornamelijk uit een *rotatiebeweging* van de kop in het glenoïd. De gewrichtsoppervlakken van het glenoïd en de humeruskop glijden hierbij over elkaar (*figuur 4a-2B*). Rolbewegingen en translatiebewegingen zijn weliswaar mogelijk maar spelen een ondergeschikte rol in een gezond schoudergewricht. Tijdens armbewegingen zorgt de rotatorcuffmusculatuur voor een goede positionering van de kop in de kom, terwijl de meer oppervlakkig gelegen musculatuur de meeste kracht uitoefent om de beweging tot stand te brengen. Bij het heffen van zware voorwerpen zal deze 'globale' musculatuur krachtig aanspannen.

Aantasting van de humeroscapulaire stabiliteit

De stabiliteit van het humeroscapulaire gewricht kan verminderen door verschillende factoren:
– beschadiging van de rand van het glenoïd en/of het labrum glenoidale;[3]
– zwakte van de rotatorcuffmusculatuur (al of niet door peesrupturen);
– rupturen van ligamenten.

4a Addendum: de stabiliteit van het glenohumerale gewricht

Instabiliteit kan traumatisch optreden of geleidelijk ontstaan.

Traumatische luxatie

De anterieure luxatie van het humeroscapulaire gewricht werd al beschreven door Hippocrates. Het is de meest voorkomende luxatie in het menselijk lichaam.

Een anterieure luxatie van de humeruskop veroorzaakt dikwijls een beschadiging van de voorrand van het glenoïd en van het labrum glenoidale doordat de humeruskop tijdens de luxatie met kracht eroverheen schaaft. Verder kunnen hierbij ligamenten en rotatorcuffpezen afscheuren aangezien bij een luxatie de grens van de rekbaarheid van deze structuren wordt overschreden (*figuur 4a-3*). Bij afscheuring van het labrum glenoidale zal tevens het ligament dat aan het labrum insereert zijn functie verliezen.

Anterieure luxatie

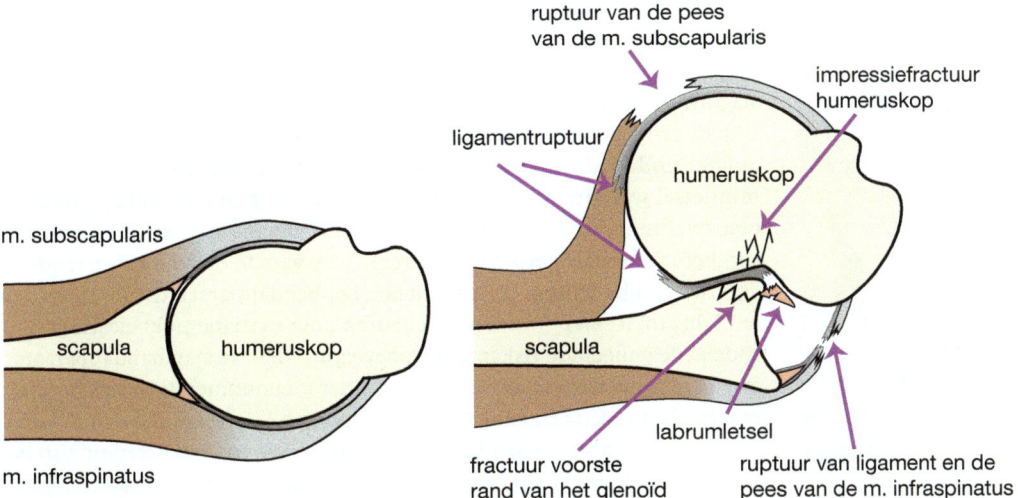

Figuur 4a-3
Veelvoorkomende letsels als gevolg van een anterieure humeruskopluxatie. Transversale doorsnede.

Na een traumatische anterieure luxatie waarbij het voorste labrum afscheurt (Bankart-laesie), resteert niet zelden anterieure glenohumerale instabiliteit, ook wel TUBS ('Traumatic Unidirectional Bankart lesion Surgery') genoemd. Voor herstel hiervan is in veel gevallen een operatie noodzakelijk.

Aangeboren hypermobiliteit

Sommige personen hebben van nature een zeer mobiel schoudergewricht, meestal beiderzijds: dit is in bepaalde gevallen zo extreem dat er spontaan schouderluxaties kunnen optreden. Minimale belasting van het glenohumerale gewricht in een abnormale richting kan al leiden tot een luxatie. Soms kan de persoon in kwestie zelf de schouderkop uit de kom trekken en er weer in duwen. Dit fenomeen wordt habituele schouderluxatie genoemd. Personen met een dergelijke 'aandoening' hebben dikwijls een aangeboren bindweefselzwakte met een overmatige beweeglijkheid in meerdere gewrichten. De therapie bestaat hierbij uit krachttraining van schoudermusculatuur. Als die training niet helpt kan men operatief het schouderkapsel inkorten.

Instabiliteit door frequente microtraumata

Geleidelijk optredende instabiliteit van het schoudergewricht is een veelvoorkomende en beruchte sportblessure bij bovenhandse werpers, racketsporters, volleyballers en zwemmers. Oorzaak is de frequente explosieve beweging van de arm in eindstandige abductie en exorotatie, de zogenaamde 'late cocking position'*(figuur 4a-4)*.

Niet zelden is een slechte techniek van de worp, smash of bovenhandse slag met het racket de oorzaak van het probleem. Vermoedelijk ontstaat er tijdens een geforceerde 'exorotatie/abductiebeweging' een miniletsel dat onvoldoende tijd krijgt om zich te herstellen. Zo ontstaat miniletsel op miniletsel wat uiteindelijk leidt tot beschadiging en ontsteking (en dus ook zwelling) van het overbelaste weefsel. Dikwijls scheurt de voorrand van het labrum als gevolg van extreme trek van de hieraan insererende anterieure ligamenten. Verder kan ook het bandapparaat (dat inserteert aan het labrum) te 'slap' worden of scheuren door extreme trekbelastingen tijdens de genoemde riskante werpbeweging. Een te slap bandapparaat laat te grote bewegingsuitslagen toe in het glenohumerale gewricht: bij maximale abductie en exorotatie ('late cocking') ontstaat dan gemakkelijk 'bot op bot'-contact tussen het tuberculum majus en de achterrand van het glenoïd *(figuur 4a-6)*. Dit fenomeen veroorzaakt *posterieure* schouderpijn tijden gooien, smashen en dergelijke bewegingen.

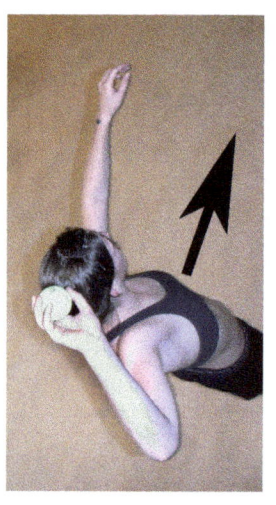

Figuur 4a-4
Een veelvoorkomende oorzaak van microtraumata is de frequente explosieve beweging van de arm in eindstandige abductie en exorotatie. Bovenaanzicht.

Kenmerkend voor schouderinstabiliteit is pijn bij maximale exorotatie van het glenohumerale gewricht. Dit zelfde symptoom wordt ook gevonden bij een beginnende artritis (capsulair patroon).

- Schouderinstabiliteit veroorzaakt meestal alleen lokale pijn en wordt vrijwel alleen gevoeld tijdens een eindstandige exorotatie (vooral in combinatie met 90 graden abductie). De patiënt beoefent gewoonlijk een bovenhandse sport.
- Artritis (capsulitis) van de schouder geeft een diffuse pijn, vooral aan de laterale zijde van de bovenarm, en brengt meestal ook pijn in rust met zich mee.

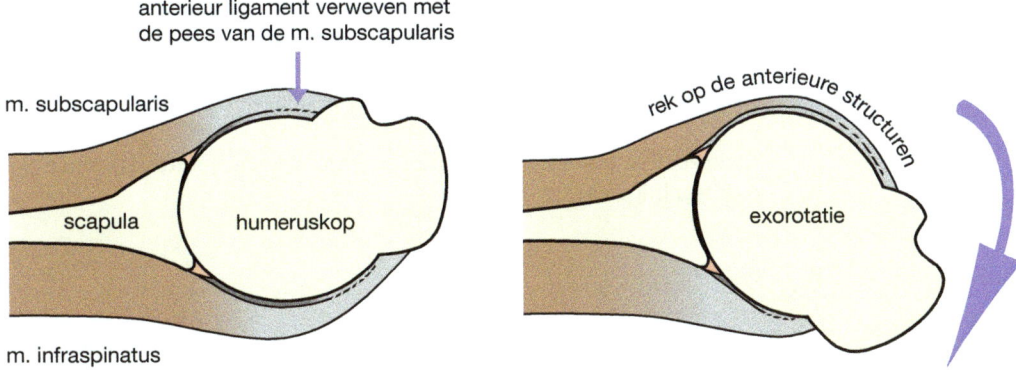

Figuur 4a-5
Bij geforceerde exorotatie van de humerus ontstaat rek op de voorste structuren van het glenohumerale gewricht. Op deze schematische tekening is de arm niet geabduceerd.

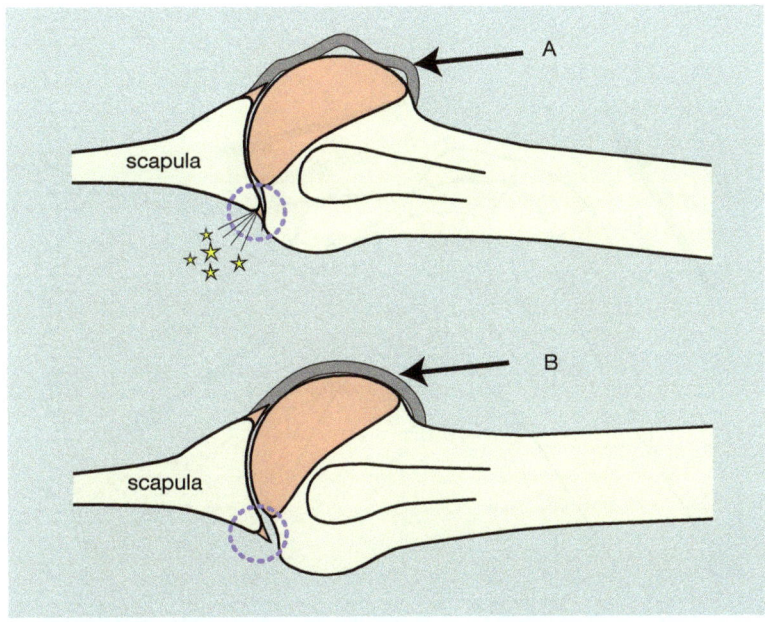

Figuur 4a-6
Bovenaanzicht van het glenohumerale gewricht. Een te slap bandapparaat (A) laat te grote bewegingsuitslagen toe in het glenohumerale gewricht: maximale abductie en exorotatie ('late cocking') kunnen zo groot worden dat 'bot op bot'-contact optreedt tussen het tuberculum majus en de achterrand van het glenoïd. Figuur B toont een gezond strak anterieur bandapparaat: in de eindstand van het gewricht bestaat nu geen 'bot op bot'-contact.

Instabiliteit door disfunctie van de rotatorcuffmusculatuur

De meest voorkomende aandoeningen van de rotatorcuffmusculatuur zijn: spierzwakte, tendinose en peesrupturen. Wanneer de rotatorcuffmusculatuur niet goed functioneert kunnen daarvan twee belangrijke stoornissen in de functie van het glenohumerale gewricht het gevolg zijn.

1 Instabiliteit: een goede functie van de rotatorcuffmusculatuur is immers van doorslaggevend belang voor het fixeren van de kop in de kom.

2 Craniale migratie van de humeruskop: de kans op een impingementsyndroom is dan groot vanwege een betrekkelijk kleine subacromiale ruimte en vanwege het feit dat slecht functionerende rotatorcuffpezen vaak gezwollen zijn wegens tendinose of door ontsteking.

Rotatorcuffpathologie, instabiliteit en impingementsyndroom komen vaak tegelijk voor.

> Bij het heffen van de arm wordt de naar craniaal gerichte kracht van de m. deltoideus gecompenseerd door de naar caudaal gerichte kracht van de rotatorcuffmusculatuur *(figuur 4a-7)*. Is de naar caudaal gerichte kracht van de rotatorcuffmusculatuur onvoldoende, dan wordt de humeruskop door de m. deltoideus naar craniaal getrokken, in de richting van het acromion. Het gevolg is een subluxatie van de humeruskop naar boven. De bovenrand van het labrum glenoidale wordt hierbij door de schouderkop geïrriteerd; niet zelden ontstaat door deze frequente subluxaties een labrumletsel aan de bovenzijde van de cavitas glenoidalis.

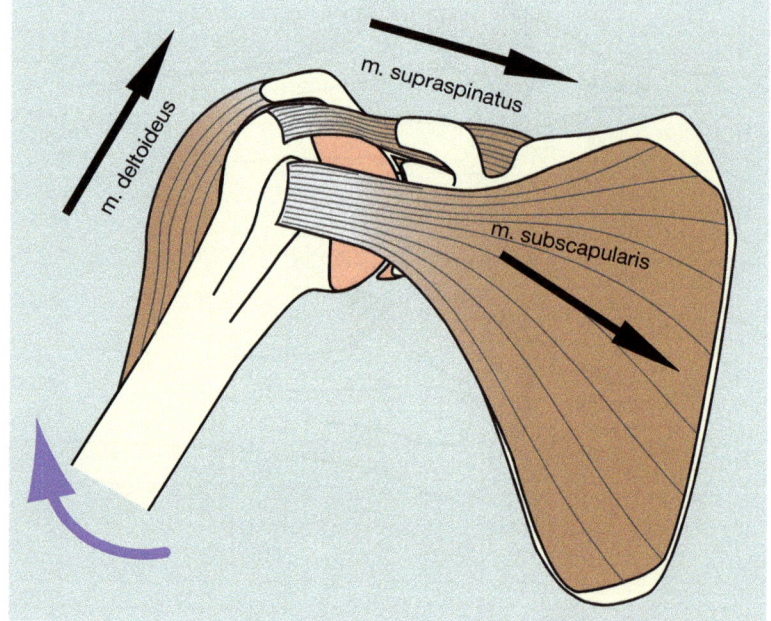

Figuur 4a-7
Bij het heffen van de arm wordt – in normale omstandigheden – de naar craniaal gerichte kracht van de m. deltoideus gecompenseerd door de naar mediocaudaal gerichte kracht van de rotatorcuffmusculatuur.

Rotatorcuffletsels bij ouderen

In het algemeen kan men stellen dat bij ouderen rotatorcuffdegeneratie (tendinose en soms begeleidende rupturen) de oorzaak is van achtereenvolgens een impingementsyndroom, instabiliteit, labrumletsel en in ernstige gevallen ook beschadiging van gewrichtskraakbeen. Primaire oorzaken zijn vaak bewegingsarmoede en ouderdom. Een geringe bovenhandse belasting van de schouder is soms al voldoende om klachten te 'triggeren'.

Wanneer bij jonge personen een rotatorcuffletsel optreedt is dat meestal het gevolg van hoge belasting van het schoudergewricht in extreme houdingen zoals bij bovenhandse racket- en werpsporten. De cuffmusculatuur is dan niet in staat voldoende stabiliteit te bieden aan het glenohumerale gewricht. Frequente microtraumata veroorzaken dan letsels aan cuffpezen, ligamenten en het labrum. Naarmate mensen ouder worden zal de cuffmusculatuur eerder de grens van haar belastbaarheid bereiken.

Rotatorcuffletsels bij jongeren

Conservatieve therapie bij glenohumerale instabiliteit

Geleidelijk ontstane instabiliteit wordt behandeld met oefentherapie. Hoe eerder hiermee wordt begonnen des te groter is de kans op volledig herstel.

Geleidelijk ontstane instabiliteit

Na traumata kan men beginnen met conservatief beleid, wanneer er althans geen grote beschadigingen van ligamenten en van het labrum glenoidale bestaan.

Trauma

Na een peesruptuur in de rotatorcuffmanchet kan men eveneens in de meeste gevallen beginnen met conservatieve behandeling. Afhankelijk van de uitgebreidheid en de lokalisering van de ruptuur zal een peesruptuur zich in een bepaalde mate herstellen. Wanneer herstel van een peesruptuur uitblijft, kan men oefentherapeutisch proberen de verloren functie te compenseren door training van de nog functionerende musculatuur. Veel ouderen kunnen in het dagelijks leven nog goed functioneren ondanks uitgebreide rotatorcuffrupturen.[4]

Peesrupturen

Van essentieel belang voor een goede glenohumerale stabiliteit zijn:
- gezonde en sterke rotatorcuffmusculatuur;
- een goede coördinatie. Sterke rotatorcuffmusculatuur moet op de juiste wijze en goed gecoördineerd contraheren om de humeruskop optimaal te fixeren tijdens armbewegingen. Vooral tijdens sport is dit van groot belang;
- indien van toepassing: een juiste techniek van gooien, smashen en zwemmen. De techniek bij het sporten moet erop gericht zijn de uiterste grens van de belastbaarheid te vermijden. In sommige gevallen kan dit ten koste gaan van de geleverde prestatie.

Training van de rotatorcuffmusculatuur

Bewegingsarmoede en ouderdom zijn twee factoren die leiden tot zwakte en degeneratie van de rotatorcuffspieren en -pezen. Gedegenereerde zwakke pezen* leiden niet alleen tot een slechte stabiliteit van het schou-

---

* *Peesdegeneratie wordt ook wel 'tendinose' genoemd. Uitgebreide informatie over deze aandoening is te vinden in een eerder verschenen boek in de serie* Orthopedische Casuïstiek: *onderzoek en behandeling van peesaandoeningen – tendinose (Koos van Nugteren, Dos Winkel. Met bijdragen van Paul van der Tas).*

dergewricht, maar ze zijn ook gezwollen en dikwijls pijnlijk wat gezien hun subacromiale ligging een ideale voedingsbodem is voor een impingementsyndroom.

Therapie bestaat uit goedgedoseerde en beheerste krachttraining, bij voorkeur excentrisch uitgevoerd. Excentrische krachttraining blijkt een goede invloed te hebben op de kwaliteit van gedegenereerd peesweefsel (tendinose). Vermoedelijk komt dat doordat men bij excentrische contracties meer kracht kan genereren dan bij concentrische contracties. De training is dus zwaarder dan bij concentrische training, terwijl de oefeningen toch goed beheerst kunnen worden uitgevoerd.

Een oefenprogramma voor excentrische krachttraining is te vinden in *bijlage III*. Men kan dit programma beschouwen als een gemakkelijk thuis uit te voeren training. De oefeningen zijn functioneel, goed te doseren, worden vooral excentrisch uitgevoerd, en kunnen bovendien zodanig worden gevarieerd dat men verschillende delen van de rotatorcuffmusculatuur traint. Men kiest die variatie en die dosering die nét geen pijn of slechts lichte pijn veroorzaakt.

Naast de uitvoering van dit oefenprogramma verdient het zeker aanbeveling om regelmatig ook een ander type oefeningen te doen, bijvoorbeeld door enkele keren per week in een fitnesscentrum te trainen. In het geval van bovenhandse sporters is een uitgebreid programma van krachttraining noodzakelijk om de rotatorcuffmusculatuur ook onder extreem zware omstandigheden goed te laten functioneren.*

Techniek

Aangezien instabiliteit van het schoudergewricht vaak verband houdt met bovenhandse (racket)sporten is het van wezenlijk belang dat patiënten aandacht besteden aan – voor de schouder – riskante fouten in de techniek van het werpen, slaan of smashen.

De techniek van het werpen, de meest gemaakte fouten daarbij en enkele werpoefeningen worden vervolgens besproken in addendum 4b.

Literatuur

1 Rockwood CA, Matsen FA, Wirth MA, Lippitt SB. The shoulder (3rd edition). Philadelphia: Saunders, 2004: hoofdstuk 14.
2 Lippitt SB, Matsen FA. Mechanisms of glenohumeral joint stability. Clin Orthop Relat Res 1993 Jun;(291):20-8.
3 Halder AM, Kuhl SG, Zobitz ME, Larson D, An KN. Effects of the glenoid labrum and glenohumeral abduction on stability of the shoulder joint through concavity-compression: an in vitro study. J Bone Joint Surg Am 2001 Jul;83-A(7):1062-9.
4 Gagey O, Hue E. Mechanics of the deltoid muscle. A new approach. Clin Orthop Relat Res 2000 Jun;(375):250-7.

---

* Een uitgebreid oefenprogramma voor stabilisering van de schouder is te vinden in Orthopedische Casuïstiek, *1999: stabilisering van de schouder (Omer Matthijs).*

4b Addendum: bovenhandse werp- en racketsporten

Koos van Nugteren

Veel tennissers, badmintonners, volleyballers, handballers en (speer)werpers worden erdoor geplaagd: schouderpijn tijdens een krachtige werp- of smashbeweging.

De oorzaak van dit probleem is terug te voeren op de extreme abductie-exorotatiestand van het glenohumerale gewricht tijdens de zogenaamde 'late cocking position': de houding van de arm in abductie en extreme exorotatie. De voorste ligamentaire structuren ondergaan hierbij extreme trekbelastingen. Soms gaat het acuut mis en ruptureert een ligament of scheurt het labrum glenoidale waar het ligament aan vastzit.

Meestal treedt de pijn echter veel minder acuut op. Na jarenlang klachtenvrij sporten ontstaat geleidelijk pijn bij het krachtig bovenhands gooien of slaan van bal, speer of shuttle. De zeer frequente rek op het anterieure bandapparaat veroorzaakt verslapping van de gewrichtsbanden. Steeds meer raakt de schouder voor zijn stabiliteit in de eindstanden aangewezen op de dynamische stabiliteit van de rotatorcuffspieren. Naarmate de banden minder stabiliteit bieden wordt dus steeds meer gevraagd van de kracht en coördinatie van de rotatorcuffspieren. Wanneer ze hiertoe onvoldoende in staat zijn ontstaan er problemen.

Meest voorkomende letsels

Hieronder noemen we de meest voorkomende letsels die kunnen optreden bij gooien of smashen *(figuur 4b-1)*.

— De exoroterende arm wordt onvoldoende musculair geremd: gezonde ligamenten worden overrekt en scheuren in. *Zie A.*

– Extreme rek van ligamenten leidt tot het afscheuren van het labrum glenoidale waaraan het bewuste ligament insereert. *Zie B.*
– Tijdens explosieve contractie van de rotatorcuffmusculatuur ontstaat een ruptuur van een rotatorcuffpees. *Zie C.*
– Er is sprake van te slappe banden: de rotatorcuffspieren kunnen onvoldoende dynamische stabiliteit leveren zodat er subluxaties optreden tijdens de worp. Subluxaties naar voren leiden tot intern impingement* van de rotatorcuffpezen die zich op dat moment aan de achterzijde bevinden (m. supraspinatus en m. infraspinatus). Deze kunnen hierdoor worden geïrriteerd of beschadigd. *Zie D: cirkel.*
– De schouderkop schraapt tijdens subluxaties langs het labrum glenoidale dat hierdoor kan worden beschadigd. *Zie D: pijl.*
– Een ruime exorotatie treedt op in geval van te slappe voorste gewrichtsbanden: hierdoor kan het tuberculum majus 'botsen' tegen de achterrand van het glenoïd. Dit wordt ook wel abutment genoemd; het veroorzaakt posterieure schouderpijn. *Zie E.*

Lang niet altijd betreft het ernstige letsels: vaak is sprake van een klein ruptuurtje, irritatie van het labrum of verrekking van een ligament wat alleen problemen veroorzaakt bij een pijnprovocerende bovenhandse sport. Niet zelden ontstaat het probleem door een onjuiste techniek tijdens het gooien, bovenhands slaan met een racket, of de bovenhandse opslag (of smash) bij volleybal. Aandacht voor een juiste techniek is dus belangrijk. In onderstaande regels wordt het werpen als voorbeeld gebruikt, maar dezelfde aanwijzingen zijn ook van toepassing voor andere bovenhandse sportactiviteiten.

In *bijlage IV* worden de meest voorkomende fouten bij het werpen geïllustreerd.

Drie veelvoorkomende fouten

1 de hand bevindt zich tijdens de worp te ver naar lateraal: de m. pectoralis en het voorste deel van de m. deltoideus die deze beweging inzetten, moeten dan een langere lastarm 'naar voren trekken' wat een extra belasting oplevert voor het scharnierpunt: het glenohumerale gewricht *(zie bijlage IVa)*;
2 de romp draait onvoldoende in, waardoor de arm bij het inzetten van de worp extreem in horizontal retroflexie moet worden gebracht. De humeruskop transleert daarbij ver naar voren wat gemakkelijk leidt tot verrekking of beschadiging van de voorste ligamenten en het voorste labrum *(zie bijlage IVc)*;

---

* *Onderscheid wordt gemaakt tussen een intern impingementsyndroom een extern impingementsyndroom. Van intern impingement is sprake wanneer de rotatorcuffpees aan de gewrichtszijde (= binnenzijde) van de pees wordt geïrriteerd. Bij extern impingement wordt de rotatorcuffpees aan de bursale zijde (= buitenzijde) van de pees geïrriteerd.*

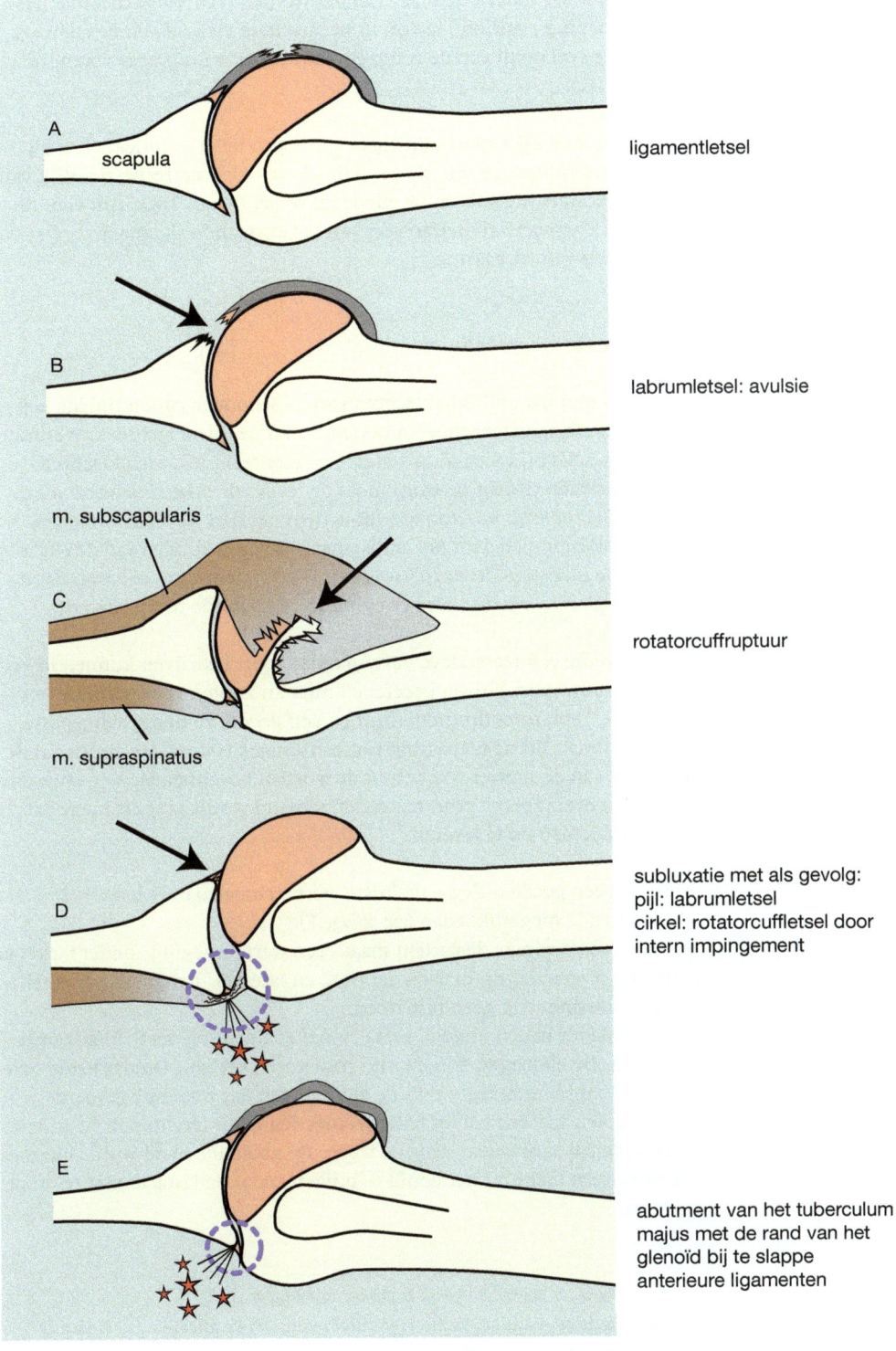

3 de arm blijft tijdens de inzet van het werpen (van 'early cocking' naar 'late cocking position') te veel in het frontale vlak, ofwel: de elleboog blijft te veel opzij van de romp en beweegt te weinig naar voren *(zie bijlage IVe)*.

Uiteraard kent elke sport zijn eigen sportspecifieke techniek: zo is bij tennis, badminton en squash de techniek van de slag (respectievelijk vanuit de schouder, de pols en de elleboog) verschillend. Toch zijn voor diverse (racket)sportactiviteiten veel van bovenstaande algemene regels voor het werpen van toepassing.

Aangepaste werptechniek

Personen met instabiliteitsklachten van de schouder zullen tijdens het werpen extra aandacht moeten besteden aan de juiste techniek. Wanneer er echter, zelfs bij toepassing van de perfecte techniek, toch klachten blijven bestaan tijdens de worp moet de techniek enigszins worden aangepast. *Eindstandige* horizontale abductie moet dan worden vermeden. Deze voorkomt men door het enigszins naar voren houden van de elleboog tijdens de inzet van de worp *(zie bijlage IVh)* en door erop te letten dat de elleboog zich *tijdens* de werpbeweging steeds vóór de romp bevindt.

Patiënten die een recreatieve bovenhandse sport bedrijven kunnen in veel gevallen hun sport blijven beoefenen mits zij zorgen voor gezonde* en krachtige** rotatorcuffmusculatuur en een goede, zo nodig aangepaste, werptechniek. Bij de toepassing van een aangepaste werptechniek zal de prestatie van de sporter wat betreft de worp of bovenhandse slag enigszins afnemen, maar zolang er in recreatief verband wordt gesport hoeft dat geen problemen op te leveren.

Om – na een goede uitleg – de juiste werptechniek aan te leren bestaan er verschillende mogelijkheden *(zie bijlage V)*.
– Het 'droog' trainen: de patiënt maakt een werpbeweging zonder racket of bal, eerst voorzichtig in 'slow motion' en later, als het goed gaat, sneller. De uitvoering mag geen pijn doen.
– Het maken van een 'ingooi' met een bal zoals dit bij voetballen wordt gedaan. De ellebogen zijn daarbij naar voren gericht. Omdat beide handen de bal vasthouden wordt de worp boven het hoofd uitgevoerd.
– Het gooien van een bal (of balletje) met één hand terwijl ook de andere hand de bal aanraakt tijdens de worp. De gooiende hand wordt hiermee gedwongen dicht bij het hoofd te blijven zodat de lastarm niet te groot wordt.

---

* *Oefeningen ter behandeling van tendinose: zie bijlage III.*
** *Een uitgebreid oefenprogramma voor stabilisering van de schouder is te vinden in* Orthopedische Casuïstiek, 1999: stabilisering van de schouder (Omer Matthijs).

- Tennisballetjes gooien tegen een muur, steeds lettend op de juiste techniek.
- Uiteindelijk meer sportspecifiek trainen, indien van toepassing, met een racket. Men mag daarbij pas voluit gaan als men zonder enig probleem een tijdje rustig kan overgooien of -slaan. Heel geleidelijk dient men de belasting op te voeren.

5 Een 81-jarige man heeft moeite de arm te heffen na een val van zijn fiets

Koos van Nugteren

Om onduidelijke redenen viel een nog zeer vitale 81-jarige man met zijn fiets. Hoe hij precies terechtkwam wist hij niet meer. Direct na de val voelde hij pijn in zijn linkerschouder en -arm en had grote moeite zijn arm op te tillen. Hij had een medisch beroep gehad en vermoedde zelf een kneuzing. Hoewel de pijn in de loop van weken langzaam minder werd, herstelde de situatie zich onvoldoende. Toen hij na drie maanden nog steeds pijn in zijn schouder had en moeite om zijn arm te heffen bezocht hij zijn huisarts die dacht aan een impingementsyndroom en patiënt verwees naar de fysiotherapeut (KvN).

Status praesens

Patiënt heeft geen pijn in rust. De pijn ontstaat vooral bij het zijwaarts heffen van de arm en is gelokaliseerd ter plaatse van de voorzijde van de m. deltoideus.

Algemene palpatie

Er zijn geen bijzonderheden.

Functieonderzoek

- Passieve bewegingen: alleen de exorotatie is eindstandig pijnlijk.
- Er is sprake van een painfull arc rond de 90 graden abductie.
- Weerstandstests: abductie tegen weerstand is pijnlijk. De exorotatie tegen weerstand is licht pijnlijk. Verder is de endorotatie tegen weerstand zwak en pijnlijk. Bij de Napoleon-test en de lift off-test *(zie bijlage I en II)* is vrijwel geen endorotatiekracht aanwezig.
- De subscapularis-lagtest *(zie bijlage II)* is positief.
- Kennedy-test en Yocum-test (impingementtests: *zie bijlage II*) zijn beide negatief.

Specifieke palpatie

De inserties van de m. supraspinatus en de m. infraspinatus zijn niet pijnlijk. Forse drukpijn is wel aanwezig ter plaatse van de insertie van de m. subscapularis.

Interpretatie

Bovenstaand verhaal is kenmerkend voor een peesruptuur van een deel van de rotatorcuffmusculatuur: waarschijnlijk betreft het een partiële ruptuur van de m. subscapularis. Een rotatorcuffletsel is zeer goed mogelijk wanneer een oudere persoon op de schouder valt en/of de val met zijn arm probeert te breken. Meestal betreft het een letsel van de m. supraspinatus, eventueel gecombineerd met een letsel van de m. infraspinatus. Een geïsoleerde (partiële) ruptuur van de m. subscapularis is betrekkelijk zeldzaam.[1]

Aangezien de rotatorcuffspieren een naar mediocaudaal gerichte kracht op de humeruskop uitoefenen kan bij een ruptuur van één hiervan een hoogstand van de humeruskop optreden. Een hoogstand van de humeruskop leidt tot verkleining van de subacromiale ruimte en dit leidt weer gemakkelijk tot een impingementsyndroom (painfull arc, goede mobiliteit). Opmerkelijk is dat bij onderhavige patiënt de Kennedy- en de Yocum-test negatief zijn. Dat komt doordat deze impingementtests worden uitgevoerd in *endorotatie*. Bij een geëndoroteerde arm bevindt de insertie van de aangedane m. subscapularis zich *niet* subacromiaal (*figuur 5-1*). De wél subacromiaal gelegen inserties van de m. supraspinatus en de m. infraspinatus zijn niet aangedaan en dus niet pijnlijk bij het uitvoeren van deze impingementtests.

Diagnose

Status na totale of partiële ruptuur van de m. subscapularis

Therapie

In dit geval is sprake van een niet goed herstelde ruptuur van de subscapularispees. Deze situatie kan twee zaken aanduiden:
1 er heeft zich reparatieweefsel gevormd maar dit is slecht van kwaliteit (tendinose); vergelijk dit met het beeld van een traumatisch ontstane tenniselleboog.*
2 de ruptuur is *niet* hersteld: de subscapularispees, of een deel ervan, is definitief verloren gegaan.

---

* *Meer informatie over dit onderwerp is te vinden in een eerdere uitgave van* Orthopedische Casuïstiek: *onderzoek en behandeling van peesaandoeningen – tendinose* (2006).

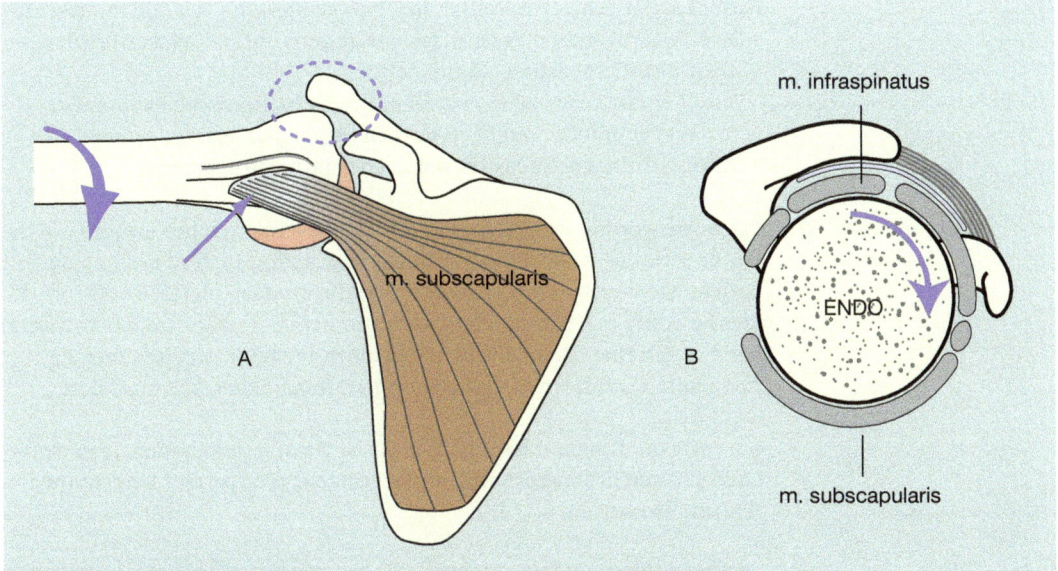

Figuur 5-1
A Vooraanzicht van schouderblad en arm tijdens de Kennedy-test. Het tuberculum minus, de insertie van de m. subscapularis (pijl), bevindt zich nu niet onder het schouderdak omdat de arm wordt geëndoroteerd. Het tuberculum majus – waar de m. supraspinatus, de m. infraspinatus en m. teres minor aanhechten – bevindt zich in deze positie wel onder het schouderdak (cirkel).
B Zijaanzicht van een geëndoroteerde schouderkop: de subscapularispees is onder het schouderdak uitgedraaid en bevindt zich aan de onderzijde van het glenohumerale gewricht.

In het eerste geval bestaat de therapie uit excentrisch toegepaste krachttraining van de m. subscapularis en krachttraining van de overige rotatorcuffspieren. In het tweede geval bestaat de therapie uit training van de musculatuur die nog wel functioneert, met de bedoeling dat deze de functie gaat overnemen van de gelaedeerde m. subscapularis. Er zijn voldoende andere spieren aanwezig die endorotatie kunnen bewerkstelligen (m. pectoralis major, m. teres major, m. deltoideus pars clavicularis). Lastiger is het om deze 'globale' musculatuur de *stabiliserende* functie van de m. subscapularis te laten overnemen. Toch blijkt het in veel gevallen mogelijk dat – voor de uitvoering van alledaagse activiteiten – de functie van de rotatorcuffmusculatuur wordt overgenomen door andere musculatuur.[2] De patiënt leert na verloop van tijd een goed functionerend samenspel tussen de resterende spieren te ontwikkelen.

Operatie wordt op de leeftijd van deze patiënt gewoonlijk niet meer overwogen, mede omdat vaak sprake is van gedegenereerd peesweefsel van de rotatorcuffmusculatuur. Operatief herstel van geruptureerd en gedegenereerd peesweefsel is niet zo zinvol. De kans op een recidief van een ruptuur is in dat geval te groot.

Patiënt krijgt een oefenprogramma voor versterking van alle rotatorcuffspieren waarbij vooral excentrisch wordt getraind *(zie bijlage III)*. Dit geschiedt met kleine halters (dumbbells).

Verder wordt apart daarvan getraind met een elastische band om de verzwakte endorotatoren te versterken *(figuur 5-2)*. Patiënt oefent de bewegingsrichtingen die hij vrijwel zonder pijn kan uitvoeren.

Per sessie worden steeds vier series van 15 spiercontracties toegepast. Tussen de series in is een à twee minuten rust nodig. In deze tijd kan de patiënt eventueel zwaai- en slingeroefeningen doen met de armen om de doorbloeding te bevorderen. Er wordt in het begin bij voorkeur tweemaal per dag getraind. Zodra zware belastingen mogelijk zijn kan men de frequentie verminderen. Het oefenprogramma duurt drie maanden.

Bovenstaand programma vormt de basis. Daarnaast kan men de patiënt laten oefenen in andere bewegingsrichtingen, of de patiënt laten trainen in een fitnesscentrum.

Figuur 5-2
Methode van training met een elastische band om verzwakte endorotatoren te versterken. De onderarm wordt helemaal tot op de buik gebracht om de m. subscapularis te trainen: de m. pectoralis major kan in deze houding weinig kracht leveren omdat hij daarbij actief insufficiënt is.

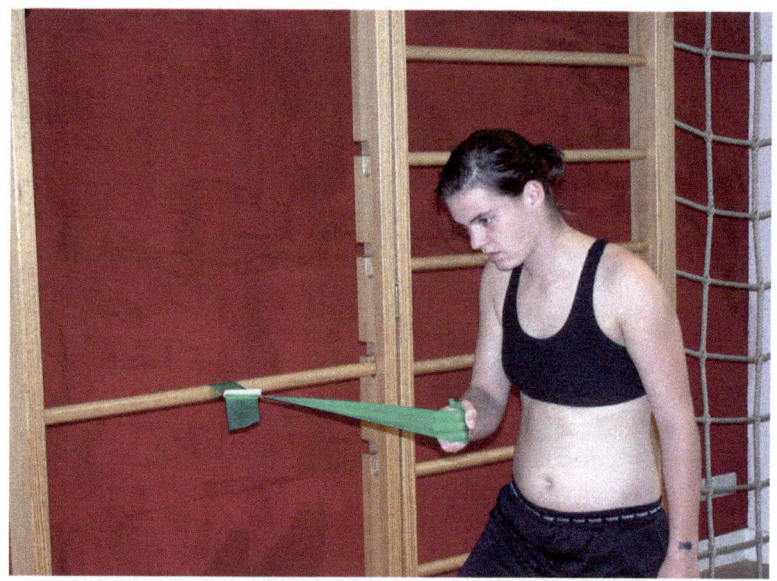

Follow-up

Na zes weken is patiënt vrijwel klachtenvrij wat betreft de normale dagelijkse bezigheden. Wel blijven bepaalde onverwachte bewegingen enigszins pijnlijk, hetgeen wordt veroorzaakt door het onvermogen van de rotatorcuffspieren om onder alle omstandigheden een goede stabiliteit van het glenohumerale gewricht te bewerkstelligen; een deel van de rotatorcuffmusculatuur is waarschijnlijk definitief verloren gegaan.

Patiënt bemerkt dat hij sterker wordt in zijn schouder en is van plan de training te blijven volgen, ook wanneer hij volledig klachtenvrij is.

Bespreking

Tendinose van de rotatorcuffmusculatuur is een algemeen voorkomend verschijnsel bij betrekkelijk oude personen. Vaak bestaat een dergelijke peesdegeneratie zonder dat zich daarbij noemenswaardige symptomen manifesteren. Een trauma kan echter gemakkelijk klachten uitlokken, vooral wanneer het een val op de arm of schouder betreft. Bij een dergelijk trauma kan dan een deel van de rotatorcuffmanchet afscheuren van de humeruskop. Meestal betreft het de pees van de m. supraspinatus of m. infraspinatus.

Op de leeftijd van de hier besproken patiënt (81 jaar) is zelden sprake van een geïsoleerd letsel van de m. subscapularis. Letsel van de pees van de m. subscapularis valt veel eerder te verwachten bij jongere personen of personen van middelbare leeftijd die een bovenhandse sport beoefenen. Bij hen kan in de 'late cocking position' (extreme exorotatie bij 90° abductie) gemakkelijk een ruptuur van de pees van de m. subscapularis ontstaan door overrekking. Wanneer zich zoiets voordoet is vaak operatieve behandeling geïndiceerd.

De hier beschreven patiënt kon zich niet meer herinneren hoe hij terechtkwam toen hij van zijn fiets viel.
Wellicht viel hij met zijn arm in extreme exorotatie en 90° abductie; bij een dergelijk ongevalmechanisme ontstaat immers gemakkelijk een verrekking en een ruptuur van de pees van de m. subscapularis.

Literatuur

1 Flury MP, John M, Goldhahn J, Schwyzer HK, Simmen BR. Rupture of the subscapularis tendon (isolated or in combination with supraspinatus tear): when is a repair indicated? J Shoulder Elbow Surg 2006 Nov-Dec;15(6):659-64.
2 Bytomski JR, Black D. Conservative treatment of rotator cuff injuries. J Surg Orthop Adv 2006 Fall;15(3):126-31.

5a Addendum: rotatorcuffrupturen

Koos van Nugteren

Inleiding

Rotatorcuffrupturen komen veel voor bij oudere personen.[1] Vaak ontstaan ze spontaan, zonder begeleidend trauma, en lang niet altijd geven dergelijke rotatorcuffrupturen aanleiding tot klachten. Deze spontane rupturen gaan altijd samen met veranderingen in de structuur van het peesweefsel. Deze degeneratieve veranderingen worden ook wel *tendinose* genoemd. Er zijn vele factoren die degeneratie van peesweefsel veroorzaken en de sterkte van rotatorcuffpezen ondermijnen. De belangrijkste daarvan zijn:
- leeftijd: peesweefsel wordt zwakker naarmate men ouder wordt;
- bewegingsarmoede: peesweefsel dat niet of weinig wordt gebruikt verzwakt en degenereert;
- gebruik van bepaalde medicijnen: corticosteroïden (oraal, inhalatie of injectie) en fluorchinolonen* kunnen het peesweefsel verzwakken;
- frequente microtraumata, zoals veelvuldig werpen met een foute techniek (*zie hoofdstuk 4*);
- reumatische aandoeningen.

Histologie

Gemeenschappelijke kenmerken van peesdegeneratie zijn:
- de collageenvezels lopen in deze gevallen niet meer parallel aan elkaar;
- er is een toename van de hoeveelheid matrix tussen de vezels (de pees zwelt op);
- er bestaat een verhoogde mate van ingroei van bloedvaten in aangedaan peesweefsel;
- er is sprake van ingroei van vrije zenuwuiteinden in de bloedvaten;
- vaak is sprake van partiele (mini)rupturen in het peesweefsel;
- er wordt meer van het zwakke collageen III in de pees aangetroffen dan normaal; dit gaat ten koste van het veel sterkere collageen I;
- ontstekingscellen ontbreken in de aangedane pees: er is dus geen sprake van een ontsteking.

---

* *Fluorchinolonen zijn bactericide breedspectrumantibiotica.*

De combinatie van bovenstaande kenmerken noemt men 'tendinose': de uitgang 'ose' wijst op degeneratie. Dit in tegenstelling tot tendinitis, waarbij de uitgang 'itis' een ontstekingachtige aandoening suggereert.

Het histologische beeld van gedegenereerde rotatorcuffpezen komt overeen met het beeld van een chronische achillespeesblessure, tenniselleboog en een jumper's knee.

Etiologie

Een van de kenmerken van peesdegeneratie is de aanwezigheid van (mini)rupturen. Deze zijn vaak asymptomatisch, maar kunnen door geringe 'overbelasting' symptomatisch worden: dit kan bijvoorbeeld het geval zijn bij het onhandig tillen van zware voorwerpen. Ernstige rupturen kunnen optreden door een trauma zoals een val op de schouder of de arm. Vaak ruptureert bij een dergelijk trauma een groot deel van de rotatorenmanchet.

Symptomatologie

De leeftijd en het patiëntverhaal leiden vaak tot verdenking van een rotatorcuffruptuur. Een oudere patiënt die is gevallen en de val heeft proberen te breken met de aangedane arm kan gemakkelijk een dergelijk letsel oplopen, vooral wanneer de patiënt ook corticosteroïdenmedicatie gebruikt.

Bij het functieonderzoek vindt men:
- pijn en zwakte bij het heffen van de arm;
- de lagtest voor de desbetreffende spier is positief *(bijlage II)*;
- de drop armtest is positief *(bijlage II)*;
- wanneer het letsel klein is en de patiënt de arm nog actief kan heffen zijn er meestal symptomen die passen bij een impingementsyndroom: het letsel kan immers door zijn lokalisering gemakkelijk subacromiaal worden ingeklemd door zwelling van het aangedane weefsel en door een craniale migratie van de humeruskop.

> **De drop armtest**
>
> Bij de drop armtest wordt de aangedane arm door de onderzoeker passief geëleveerd. De patiënt laat de arm vervolgens op eigen kracht weer zakken. Boven de 90 graden is de patiënt in staat de arm beheerst omlaag te bewegen. De m. deltoideus is dan namelijk in staat de functie van de m. supraspinatus over te nemen *(figuur 5a-1)*. Beneden de 90 graden elevatie ligt de zaak anders: de m. deltoideus oefent dan een craniaal gerichte

kracht uit op de humeruskop, terwijl de rotatorcuffmusculatuur – in de normale situatie – een naar caudaal gerichte kracht op de humeruskop uitoefent. In geval van een rotatorcuffruptuur ervaart de patiënt een dusdanige pijn en zwakte van de aangedane contraherende rotatorcuffspieren dat de patiënt de arm laat vallen.

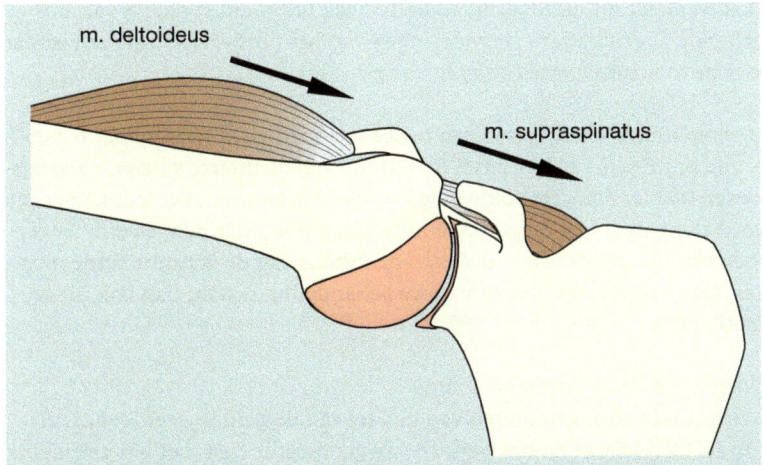

Figuur 5a-1
Boven 90 graden elevatie is de m. deltoideus in staat de functie van de m. supraspinatus over te nemen.

Herstel

Gewoonlijk wordt een ruptuur van gezond peesweefsel gevolgd door een reparatieproces, dat begint met een ontsteking. Gedegenereerd peesweefsel ruptureert vaak zonder dat daarna een normaal reparatieproces op gang komt. Een ontstekingsproces blijft dan uit, of vindt slechts in geringe mate plaats. Alleen als er ook relatief niet-aangedane delen van de rotatorcuffpezen zijn gerupureerd zullen een ontstekingsreactie en (deels) ook reparatie van gelaedeerd weefsel plaatsvinden.

Therapie

Peesrupturen kunnen in het algemeen operatief worden gehecht als sprake is van betrekkelijk gezond peesweefsel. Proliferatie van cellen en aanmaak van nieuwe collageenvezels zullen dan leiden tot herstel van het letsel. De kans op herstel is het grootst wanneer relatief kort na het letsel wordt geopereerd.

In geval van gerupureerde tendinotische pezen zal herstel veel trager plaatsvinden en is de eindtoestand van het weefsel zwak. De kans op een recidief van de ruptuur is dan heel groot en operatie heeft weinig zin.

Operatieve ingreep

Goed resultaat van een operatie is dus te verwachten bij betrekkelijk jonge personen met gezond peesweefsel die *kort* na het letsel worden geopereerd.[2]

Conservatief beleid

Conservatief beleid wordt in het algemeen gevolgd wanneer het gaat om betrekkelijk oudere personen die een passief leven leiden, geen sport beoefenen en die geen zware belastingen van de armen hoeven te ondergaan. Ook wanneer uit beeldvormend onderzoek blijkt dat sprake is van uitgebreide degeneratieve veranderingen van het peesweefsel zal men eerder kiezen voor conservatief beleid.

De nog intacte schouderspieren hebben een sleutelfunctie bij het herstel. Na de acute fase van het letsel is training van de intacte spieren de aangewezen manier om weer voldoende kracht op te bouwen. Verder moet er een goed samenspel van de gezonde musculatuur worden aangeleerd: na verloop van tijd zal deze een deel van de functie van de gerupturreerde musculatuur overnemen. Conservatieve behandeling bestaat dan ook uit oefentherapie.[3]

Doelen van de oefentherapie zijn:
– zoveel mogelijk stimuleren van herstel van de gerupturreerde musculatuur. Men begint na een periode van gedoseerde rust met het geleidelijk opbouwen van de belasting, bij voorkeur op een functionele manier. Dit principe geldt voor elk weefselletsel;
– verbeteren van de kracht en kwaliteit van de nog intacte rotatorcuffmusculatuur: als basis kan men hiervoor het oefenprogramma van *bijlage III* gebruiken;
– verbeteren van de kracht van de adductoren van de schouder zoals de m. latissimus dorsi en de m. pectoralis major. Deze spieren kunnen bijvoorbeeld worden getraind met een elastische band *(zie hoofdstuk 1)*. Wanneer de rotatorcuffpezen zijn gerupturreerd kunnen de adductoren van de arm tot op zekere hoogte de functie van de rotatorcuffmusculatuur overnemen *(zie figuur 3-2)*;
– het tot stand brengen van een goed samenspel tussen de nog intacte spieren. In het algemeen begint men met zeer voorzichtig uitgevoerde eenvoudige bewegingen. Naarmate de situatie verbetert kan men toewerken naar coördinatief lastig uit te voeren schouderbewegingen, zoals het stuiteren, gooien en vangen van een bal.

Het is niet mogelijk een algemeen geldend oefenprogramma voor een rotatorcufflaesie te beschrijven omdat de lokalisering, de ernst en de mate van pijn na dergelijk letsel individueel sterk verschillen.

Een studie van Gagey et al. (2000)[4] toont dat het middelste deel van de m. deltoideus onder bepaalde omstandigheden in staat is om de humeruskop naar *omlaag* te bewegen (!). Bovendien kan dit deel van de m. deltoideus

> compressie bewerkstelligen van het glenohumerale gewricht. Deze beide eigenschappen komen overeen met die van de rotatorcuffspieren. Conclusie van het onderzoek is dan ook: reëducatie van de m. deltoideus vormt een belangrijk element bij de revalidatie van patiënten met een rotatorcuffruptuur.
> Vermoedelijk verklaart bovenstaande bevinding dat veel oudere patiënten met uitgebreide rotatorcuffletsels uiteindelijk toch in staat zijn in het dagelijks leven nog redelijk goed te functioneren.

Overwegingen voor fysio-, kinesi- en oefentherapeuten

– Training van de rotatorcuffmusculatuur met halters is functioneel, eenvoudig uitvoerbaar en gemakkelijk te verzwaren.
– Een aantal publicaties met betrekking tot de achillespeestendinose[5,6] en epicondylitis lateralis humeri[7] hebben het nut bewezen van excentrische spierversterking. Het verdient daarom aanbeveling deze methode ook in het geval van rotatorcufftendinose toe te passen.
– Essentieel is om oefeningen toe te passen die *niet* in hoge mate de pijn van de patiënt provoceren. Enige creativiteit van de therapeut kan hierbij nodig zijn. Soms zijn halteroefeningen in eerste instantie in rugligging beter uit te voeren dan in stand. Wanneer de oefening in stand wordt uitgevoerd is een klein stukje heffen van een gewicht uiteraard gemakkelijker dan een volledige elevatie. Het is belangrijk dat voor de desbetreffende patiënt de juiste dosering wordt gevonden.
– Wanneer de ruptuur nog vers is en het lichaam reageert met een ontstekingsreactie is het zaak om na de acute fase zo snel mogelijk te beginnen met licht belaste frequent uitgevoerde 'training', analoog aan de procedure die wordt gevolgd bij elk type weefselletsel. Deze procedure stimuleert het herstel van het gelaedeerde weefsel en er zal niet zo snel (door de oefeningen) een recidief optreden. In eerste instantie kan men denken aan wandelen, (de armen bewegen hierbij immers frequent), zwaaien/slingeren met de armen en zwemmen. Zodra het mogelijk is kan men licht belast (en met een relatief hoge frequentie) de oefeningen uit *bijlage III* laten uitvoeren.
– Zodra de belastbaarheid het toelaat gaat men een meer anaerobe krachttraining toepassen. De therapie zal zich dan meer richten op kwaliteitsverbetering en versterking van de verzwakte en gedegenereerde cuffpezen: het gewicht van de halter kan nu groter worden en het aantal herhalingen minder.
– Bij veel spierpijn kan de patiënt beter een dag rust nemen: dit bewerkstelligt een beter trainingseffect. De spier zal zich gedurende deze rustdag adapteren aan een hogere belasting.
– Zodra de kracht toeneemt en de pijn vermindert kan de patiënt proberen *die* bewegingen te trainen die aanvankelijk te pijnlijk waren om uit te voeren.

- Spieren worden door training sterker in enkele weken, pezen in maanden. Geduld en motivatie zijn dus belangrijke eigenschappen voor de patiënt. Wetenschappelijk onderbouwde trainingsprogramma's met betrekking tot de behandeling van achillespeestendinose hebben een duur van drie maanden.
- Aangezien na een forse rotatorcuffruptuur verlies bestaat van stabiliserende spierkracht zal het eindresultaat meestal slechter zijn dan de situatie vóór de ruptuur. Toch kan de patiënt na een revalidatieperiode – wat betreft de activiteiten van het dagelijks leven – de schouder meestal weer goed gebruiken.
- Een fysio-, kinesi- of oefentherapeut kan de nodige aanwijzingen geven, kan bijsturen in het oefenprogramma en kan de patiënt motiveren. De patiënt zal het echter zelf moeten doen. Voor een goedgemotiveerde patiënt is nu en dan een controleafspraak vaak al voldoende om het gewenste resultaat te verkrijgen.

Literatuur

1 Yamaguchi K, Ditsios K, Middleton WD, Hildebolt CF, Galatz LM, Teefey SA. The demographic and morphological features of rotator cuff disease. A comparison of asymptomatic and symptomatic shoulders. J Bone Joint Surg Am 2006 Aug;88(8):1699-704.
2 Flury MP, John M, Goldhahn J, Schwyzer HK, Simmen BR. Rupture of the subscapularis tendon (isolated or in combination with supraspinatus tear): When is a repair indicated? J Shoulder Elbow Surg 2006 Nov-Dec;15(6):659-64.
3 Ainsworth R. Physiotherapy rehabilitation in patients with massive, irreparable rotator cuff tears. Musculoskeletal Care 2006 Sep;4(3):140-51.
4 Gagey O, Hue E. Mechanics of the deltoid muscle. A new approach. Clin Orthop Relat Res 2000 Jun;(375):250-7.
5 Alfredson H, Lorentzon R. Chronic Achilles Tendinosis. Recommendations for treatment and prevention. Sports Med 2000;29(2);135-45.
6 Silbernagel KG, Thomee R, Thomee P, Karlsson J. Eccentric overload training for patients with chronic Achilles tendon pain: a randomised controlled study with reliability testing of the evaluation methods. Scand J Sci Sports 2001; 11(4):197-206.
7 Svernlöv B, Adolfsson L. Non-operative treatment regime including eccentric training for lateral humeral epicondylalgia. Scand J Med & Sci Sports 2001;11: 328-34.

6 Felle pijnscheuten in de rechterschouder bij een 56-jarige man die daarna moeite heeft zijn arm te buigen en te heffen

Paul van der Tas

Een 56-jarig man, vroeger metselaar van beroep, bouwde onlangs een dubbele woning voor hemzelf, zijn vrouw en zijn dochter. Daarbij verrichtte hij zelf alle metsel-, stukadoor- en tegelwerk en fysiek leek hij ijzersterk. Toch ging het mis toen hij zijn motorfiets probeerde te verplaatsen. Tijdens het tillen ervan voelde hij een knap en felle pijn in de rechterschouder. Direct daarna had hij moeite met het buigen en met het heffen van zijn arm.

Aangezien hij al voor een andere klacht onder behandeling was bij de fysiotherapeut (PvdT) liet hij nu ook zijn schouder onderzoeken.

Status praesens

Pijn aan de voorzijde van de schouder en bovenarm, ook in rust. Buigen en heffen van de arm provoceren hevige pijn.

Inspectie

Er is een opvallende bobbel waarneembaar aan de anterolaterale zijde van de rechterbovenarm.

Functieonderzoek

– Pijn en onmacht tijdens actieve elevatie van de arm.
– De weerstandstest tegen flexie van de elleboog is licht pijnlijk.
– De bobbel wordt tijdens de weerstandstest goed zichtbaar.
– De kracht is vrijwel normaal.

Palpatie

De bij inspectie waarneembare bobbel wordt gepalpeerd. Het betreft de spierbuik van de m. biceps brachii die zich naar distaal heeft verplaatst en 'boller' van vorm is dan aan de niet-aangedane zijde.

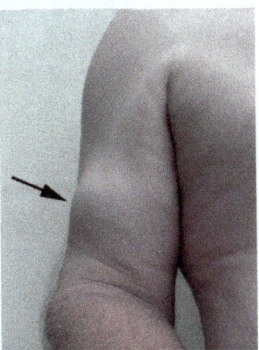

Figuur 6-1
Er is een opvallende bobbel waarneembaar aan de anterolaterale zijde van de rechterbovenarm.

> **Diagnose**
>
> Ruptuur van de lange kop van de m. biceps brachii*

Aanvullend onderzoek

De diagnose 'bicepspeesruptuur' is door klinisch onderzoek gemakkelijk te stellen. Aangezien in de fysiotherapiepraktijk de mogelijkheid bestaat om echografisch onderzoek te doen wordt de schouder nader onderzocht om te kijken of er nog sprake is van ander letsel: op het echogram is echter alleen de bicepspeesruptuur zichtbaar.

Het echogram toont op de dwarse opname een lege sulcus bicipitalis met een lichte vochtophoping in de sulcus (*figuur 6-2*). Het ligamentum transversum wordt hierdoor opgedrukt naar ventraal.
Op de lengteopname toont het echogram de stomp van de lange pees van de biceps, die 7 à 8 cm caudaal van het acromion zichtbaar is. Daarboven is hij afwezig.

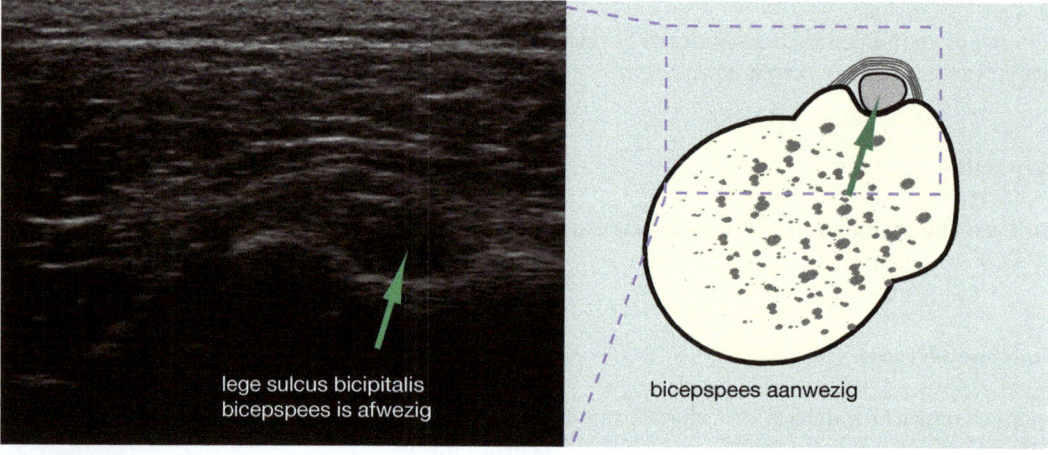

Figuur 6-2
Het echogram toont op de dwarse opname een lege sulcus bicipitalis. De tekening geeft op een transversale doorsnede de locatie aan van de sulcus en de plaats waar de bicepspees zich normaliter hoort te bevinden.

Er worden geen andere afwijkingen gevonden op het echogram.

---

* Meer informatie over dit onderwerp is gepubliceerd in Orthopedische Casuïstiek, 2003; addendum: ruptuur van het caputlongem van de m. biceps brachii (Koos van Nugteren).

Therapie

Het probleem van een ruptuur van de lange kop van de m. biceps brachii is – op lange termijn beschouwd – vooral cosmetisch van aard. Zonder bicepspees vermindert de kracht van de arm slechts in geringe mate en functioneert de arm in het algemeen nog goed in het dagelijks leven. Alleen jonge patiënten die met hun armen betrekkelijk zwaar werk moeten verrichten kunnen duidelijk baat hebben bij een operatie.

Deze 56-jarige patiënt werkt nu sinds enkele jaren als administratief medewerker op een vakbondskantoor. De verwachting is dan ook dat hij op wat langere termijn weinig of geen hinder van de ruptuur zal ondervinden. Voor de zekerheid wordt patiënt verwezen naar een orthopedisch chirurg die tot dezelfde conclusie komt: operatie is niet geïndiceerd.

Gewoonlijk is conservatieve behandeling ook niet nodig, tenzij er secundaire klachten optreden zoals een impingementsyndroom, een (traumatische) frozen shoulder of instabiliteitsklachten door het gemis van de lange kop van de biceps. In die gevallen is fysiotherapeutische begeleiding geïndiceerd.

Follow-up

Het duurt nog tamelijk lang voordat patiënt klachtenvrij is. Na enkele maanden wordt hij door de orthopedisch chirurg tijdens een controleafspraak doorverwezen voor fysiotherapie wegens secundaire schouderklachten (instabiliteit, impingement, dreigende frozen shoulder). Deze worden fysiotherapeutisch behandeld en uiteindelijk is patiënt klachtenvrij wat betreft zijn dagelijks functioneren. Hij kan zelfs weer een plafond schilderen en stukadoorswerk verrichten. De enige restklacht is onvermogen om krachtig te werpen hetgeen illustreert dat de lange kop van de biceps een duidelijke functie heeft bij stabilisering van de schouder tijdens het werpen.

Bespreking

Een ruptuur van de lange kop van de biceps komt tamelijk veel voor en is gemakkelijk te diagnosticeren, zeker wanneer sprake is van een acuut traumatisch voorval zoals bij bovenstaande patiënt. Dikwijls ruptureert de lange kop van de biceps *spontaan*, dus zonder dat er een duidelijk traumatisch moment plaatsvindt. Dit overkomt vooral ouderen. Spontane cuffrupturen of een ruptuur van de lange kop van de m. biceps kunnen ontstaan wanneer sprake is van degeneratieve veranderingen in het overeenkomstige peesweefsel. Eigenlijk vormt de lange kop van de biceps – wat betreft de lokalisering – een onderdeel van de rotatorcuffmanchet die de schouderkop omvat. De bicepspees bevindt zich in deze manchet tussen de supraspinatuspees en de subscapularispees: de zogenaamde *rotatorinterval*.

In enkele gevallen ontwikkelt zich na een ruptuur van de lange kop van de m. biceps brachii een impingementsyndroom omdat bij contractie van de m. biceps brachii de bovenarm naar craniaal wordt getrokken door de nog staande korte kop van de m. biceps brachii, die zijn origo heeft aan het processus coracoideus van het schouderblad. De craniaalwaartse migratie van de humeruskop in de richting van het acromion vergroot de kans op

Figuur 6-3
De bicepspees bevindt zich tussen de supraspinatuspees en de subscapularispees: de zogenaamde rotatorinterval.

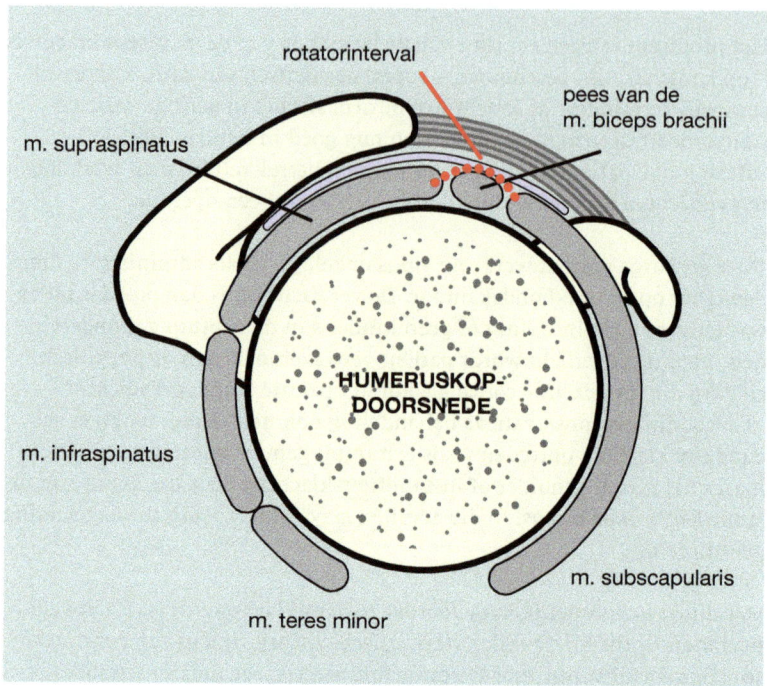

een impingementsyndroom. Tevens kan gemakkelijker instabiliteit van het humeroscapulaire gewricht ontstaan omdat er een pees ontbreekt.

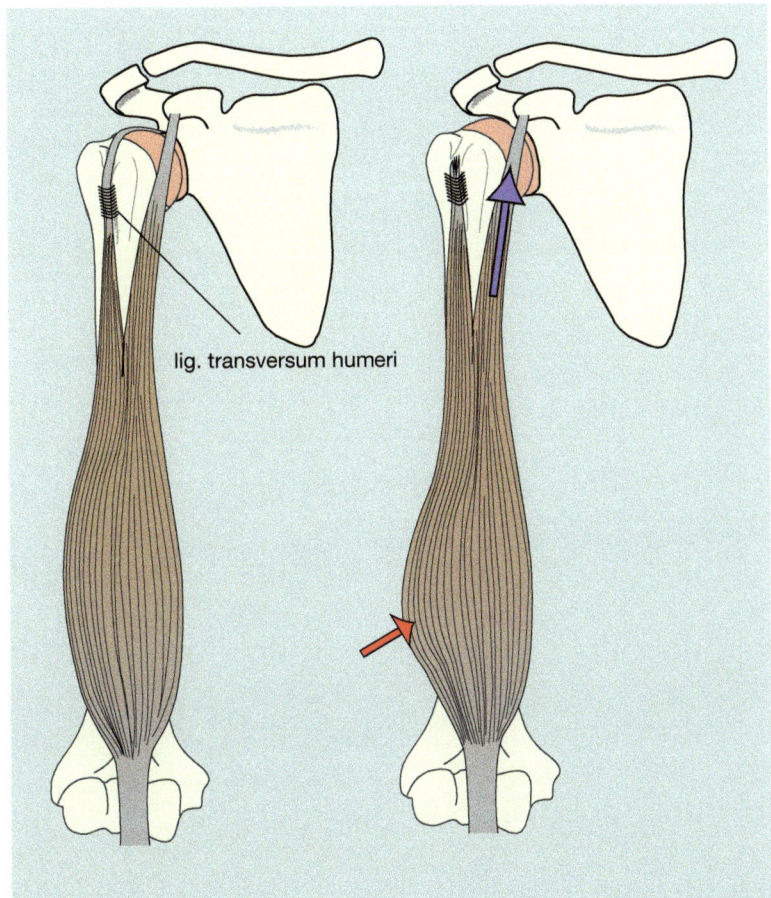

Figuur 6-4
Illustratie van een peesruptuur van de lange kop van de m. biceps brachii (rechts). Bij contractie van deze spier wordt de humerus naar craniaal getrokken door de nog staande korte kop die zijn origo heeft aan het processus coracoideus (paarse pijl). De rode pijl toont de – naar distaal verplaatste – spierbuik van de lange kop van de m. biceps brachii. Deze is klinisch zichtbaar als een bobbel die zich anterolateraal op de bovenarm bevindt.

7 Een 83-jarige vrouw met geleidelijk ontstane pijn in de rechterschouder die aanvankelijk alleen werd geprovoceerd door opheffen van de arm

Koos van Nugteren

In enkele maanden tijds ontstond bij een nog zeer vitale 83-jarige vrouw pijn aan de laterale zijde van haar rechterbovenarm, die aanvankelijk alleen werd geprovoceerd door het heffen van de arm. Aanvankelijk voelde zij de pijn alleen tijdens het heffen van de arm, maar later kreeg zij ook pijn in rust. Patiënte kon 's nachts niet goed op haar arm liggen vanwege de pijn. Aangezien zij werd behandeld door de fysiotherapeut (KvN) voor een andere aandoening werd de arm in een vroeg stadium onderzocht toen er nog maar weinig klachten waren. Bij het passief bewegingsonderzoek was sprake van lichte pijn bij maximale elevatie, exorotatie en endorotatie. De weerstandstests tegen abductie en exorotatie waren enigszins pijnlijk. Ook verschillende impingementtests (Kennedy-test en Yocum-test) provoceerden pijn. Er was geen painfull arc.

Interpretatie

Gezien de geringe mate van pijn tijdens het onderzoek was het lastig om een zekere diagnose te kunnen stellen. Er waren veel symptomen die wezen op een impingementsyndroom. Echter, een paar gegevens klopten niet helemaal:
– gewoonlijk is *passieve exorotatie* in geval van een *licht* impingementsyndroom pijnloos mogelijk. De pijnlijke bewegingen bij deze patiënte konden, hoewel er nog geen bewegingsbeperking bestond, mogelijk het eerste stadium zijn van een capsulair patroon;
– er was géén sprake van een painfull arc;
– patiënte had soms 'pijn in rust': dit is geen symptoom van een licht impingementsyndroom.

De fysiotherapeut had zijn twijfel over de oorzaak van het probleem en besloot vooralsnog uit te gaan van een licht impingementsyndroom aangezien dit goed door middel van oefentherapie te behandelen is. Patiënte kreeg excentrische spierversterkende oefeningen voor de rotatorcuffmusculatuur. Excentrische spierversterking heeft namelijk een gunstige invloed op de kracht en de mate van zwelling van subacromiale gedegenereerde cuffpezen (*zie hoofdstuk 3*).

Helaas verslechterde de situatie in de loop van enkele weken en patiënte stopte dan ook met de oefeningen.

Zes weken na het eerste onderzoek werd opnieuw een uitgebreid functieonderzoek van de schouder verricht. Aangezien de klachten tijdens dit onderzoek veel duidelijker aanwezig waren dan bij het eerste consult was de situatie veel beter te beoordelen.

Status praesens

Patiënte heeft pijn in rust. De pijn straalt uit van de schouder tot onder de elleboog. Het heffen van de arm provoceert nog meer pijn. Hoe verder patiënte de arm probeert te heffen, des te pijnlijker zijn de schouder en arm. Er is ook 's nachts pijn.

Algemene palpatie

Er wordt geen verschil in temperatuur gevonden tussen de linker- en rechterschouder. Er is ook geen zwelling waarneembaar.

Functieonderzoek

- Er is sprake van een duidelijk pijnlijke bewegingsbeperking van de exorotatie (circa 30° beperkt), de elevatie (circa 20° beperkt) en in lichtere mate van de endorotatie.
- Weerstandstests zijn alle pijnlijk.
- Ook nu zijn de Kennedy- en de Yocum-test positief.

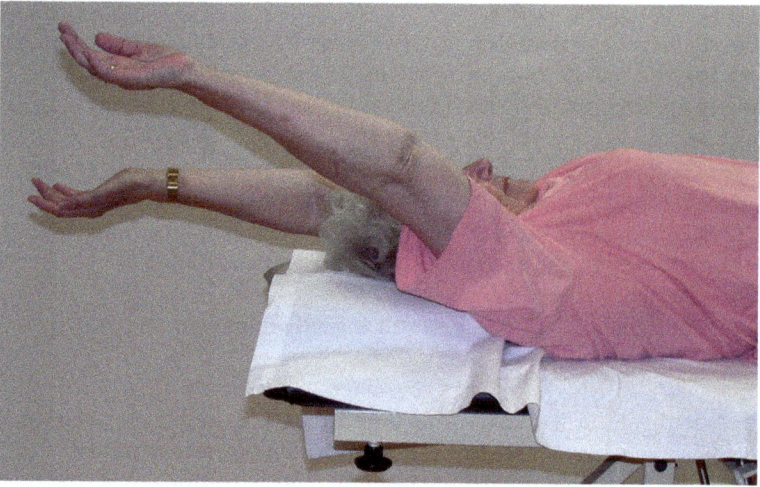

Figuur 7-1
De elevatie is circa 20 graden beperkt.

Specifieke palpatie

Het is niet mogelijk een specifieke lokalisering aan te wijzen waar de pijn vandaan komt. Er wordt lichte drukpijn gevonden rondom het glenohumerale gewricht.

Interpretatie

Er zijn nu duidelijke bewegingsbeperkingen volgens een capsulair patroon* en er is sprake van pijn in rust. Verder zijn alle weerstandstests positief: dit beeld past volledig bij artritis (= capsulitis) van het humeroscapulaire gewricht, het beginstadium van een frozen shoulder. Aangezien in dit geval geen oorzaak van de frozen shoulder kan worden gegeven spreken we hier van een *idiopathische* frozen shoulder.

De waarde van impingementtests bij capsulitis

Bij actieve artritis van het humeroscapulaire gewricht zijn de weerstandstests vaak pijnlijk: dit komt doordat de pezen van contraherende rotatorcuffmusculatuur verweven zijn met het ontstoken gewrichtskapsel. Contractie van de cuff tijdens weerstandstests irriteert het aangedane gewrichtskapsel. Om dezelfde reden is de Yocum-test, ook een weerstandstest, positief. De Kennedy-test is positief omdat hierbij de arm passief in endorotatie wordt gebracht: bij een matige artritis is dit een pijnlijk beperkte bewegingsrichting. Veel impingementtests kunnen dus pas goed worden beoordeeld nadat capsulitis is uitgesloten. Ze zijn in geval van capsulitis dus onbetrouwbaar met betrekking tot het vaststellen van een impingementsyndroom: de tests zijn in geval van artritis/capsulitis meestal foutpositief.

Een (matige) capsulitis is in het algemeen goed te herkennen aan de pijnlijk beperkte passieve exorotatie en elevatie.

Diagnose

Artritis van het humeroscapulaire gewricht: het eerste stadium van een idiopathische frozen shoulder

Therapie

Een idiopathische frozen shoulder is een zelflimiterende aandoening die gemiddeld ruim 2½ jaar duurt. Geen behandeling zal dus uiteindelijk leiden tot spontaan herstel van de aandoening. Gedurende ongeveer een half jaar is sprake van pijn en een toenemende bewegingsbeperking.

---

* *Bij een capsulaire bewegingsbeperking van het humeroscapulaire gewricht is de exorotatie het eerst en het meest beperkt, daarna volgt in mindere mate de abductie (elevatie) en ten slotte raakt ook de endorotatie beperkt. De ernst van pijn geeft aan in hoeverre nog sprake is van capsulitis. Bewegingsbeperkingen zonder pijn wijzen op alleen fibrose van het kapsel. De patiënt heeft gewoonlijk het meest hinder van een beperkte of pijnlijke elevatie.*

Daarna is ongeveer een jaar sprake van bewegingsbeperking en lichte pijn. Tijdens deze fase kan men proberen de schouder te mobiliseren. Vervolgens zal de mobiliteit geleidelijk weer toenemen. In een aantal gevallen zal een lichte restbeperking blijven bestaan.

In de loop van de jaren zijn talloze behandelvormen, met wisselend succes, toegepast bij patiënten met een frozen shoulder. De meest bekende therapieën worden hierna beknopt besproken.

Tijdens de ontstekingsfase:
– pijnstillers;
– ontstekingsremmende medicatie zoals NSAID's;
– intra-articulaire injectie(s) met corticosteroïden teneinde de artritis tot rust te brengen;
– eventueel rustige bewegingen binnen de pijngrens.

Tijdens de ontstekingsfase kan men beter nog geen intensieve mobiliserende oefeningen geven aangezien hierdoor het ontstoken kapsel wordt geïrriteerd en de patiënt daardoor meer pijn krijgt.

Tijdens de 'frozen shoulder'-fase:
– mobiliserende oefeningen: actieve en passieve oefentherapie. Verschillende technieken van tracties, translaties en passieve manoeuvres zijn beschreven. Helaas zijn weinig onderzoeken bekend waarbij oefentherapie wordt vergeleken met een controlegroep die geen therapie onderging. In de weinige aanwezige publicaties wordt erop gewezen dat oefentherapie meer resultaat oplevert dan een zuiver afwachtend beleid;
– mobilisering onder narcose: hierbij wordt met kracht het schouderkapsel losgetrokken. Het effect is op korte termijn vaak tamelijk goed, vooral wat betreft de mobiliteit van het gewricht. In veel gevallen echter recidiveert de aandoening: de mobiliteit van de schouder neemt dan na verloop van tijd weer af. Vaak ook duurt het bij deze patiënten lange tijd alvorens men weer *volledig* klachtenvrij is.

Na overleg met de huisarts wordt besloten om bij onderhavige patiënte een intra-articulaire injectie toe te passen om de capsulitis af te zwakken en ter pijnvermindering. Haar wordt aangeraden om binnen de pijngrens zelf zoveel mogelijk de beweeglijkheid te onderhouden.

Follow-up

De intra-articulaire injectie heeft slechts enkele dagen effect. Patiënte besluit om voorlopig relatieve rust te houden met haar arm en alleen tot aan de pijngrens lichte oefeningen te doen.

Na enkele maanden wordt de pijn minder. De mobiliteit is iets verminderd ten opzichte van het tweede functieonderzoek. De elevatie is nu circa 25 graden beperkt. Zij krijgt enkele mobiliserende oefeningen voor thuis die zij iets intensiever kan uitvoeren.

Weer enkele maanden later is de pijn vrijwel verdwenen. Alleen in de beperkte eindstanden voelt zij nog pijn. De oefeningen worden weer iets verzwaard en tijdens controleafspraken wordt door de fysiotherapeut de schouder passief gemobiliseerd.

> Bij *passieve* mobilisatie van het glenohumerale gewricht wordt de humerus bewogen ten opzichte van de scapula. Bij het eleveren van de arm moet de scapula dus worden gefixeerd. De tegenovergestelde behandeling is ook mogelijk: de scapula wordt passief naar mediorotatie gemobiliseerd terwijl de geabduceerde arm gefixeerd wordt. Een goede mogelijkheid hiervoor is een door Stenvers (1994)[1] in zijn proefschrift beschreven mobilisatietechniek: de patiënt ligt op de niet-aangedane arm in zijligging. De therapeut fixeert de (zover mogelijk) geëleveerde aangedane arm en mobiliseert tegelijkertijd de scapula naar mediorotatie.

Na negen maanden zijn de pijnklachten vrijwel verdwenen. De exorotatie en elevatie zijn nog duidelijk beperkt. Toch heeft patiënte hiervan in het dagelijks leven weinig last aangezien zij voor hoge bewegingen haar niet-aangedane arm gebruikt. Een jaar na het begin van de klachten wordt bij onderzoek vastgesteld dat er een duidelijke toename van de mobiliteit heeft plaatsgevonden. Patiënte heeft nog weinig restklachten. De verwachting is dat de mobiliteit zich het komende jaar volledig zal herstellen.

Literatuur

1 Stenvers JD. De primaire frozen shoulder. Utrecht: De Tijdstroom, 1994.

7a Addendum: de frozen shoulder

Cindy Walravens

Inleiding

De frozen shoulder is een invaliderende en – in het eerste stadium – zeer pijnlijke aandoening van de schouder. Ze wordt gekenmerkt door een pijnlijke synoviitis van het glenohumerale gewricht, gevolgd door fibrosering van het gewrichtskapsel waardoor forse bewegingsbeperkingen ontstaan: een 'frozen shoulder'. De échte frozen shoulder is een zelflimiterende aandoening waarvoor dus eigenlijk geen andere behandeling nodig is dan tijd. Dat in veel gevallen toch wordt overgegaan op behandeling (conservatief, dan wel operatief) heeft diverse oorzaken, waarover later meer.

> In 1934 beschreef Codman voor het eerst de term 'frozen shoulder' als een patroon van spierspasmen, glenohumerale stijfheid en klachten bij het slapen op de aangedane zijde.[1] Hij dacht dat tendinitis van de rotatorcuffmusculatuur de oorzaak van het schouderprobleem vormde. In 1945 sprak Neviaser[2] over 'capsulitis adhaesiva', een term die meer recht deed aan de onderliggende pathologie. Hoewel uit artroscopische en 'normale' (open) operatieve onderzoeken naar voren is gekomen dat maar zeer zelden sprake is van adhesie van het kapsel aan de humeruskop constateerde Neviaser toch als eerste dat ontsteking, verdikking en contractie van het kapsel resulteert in capsulaire fibrose.* De termen 'capsulitis adhaesiva', 'frozen shoulder' en 'stijve schouder' ('stiff shoulder')[3,4] worden tegenwoordig vaak door elkaar gebruikt.

De aandoening frozen shoulder is in twee groepen te verdelen: de primaire, idiopathische frozen shoulder en de secundaire, posttraumatische frozen shoulder.[5,6] Bij de primaire vorm is nauwelijks of geen sprake van een (micro)trauma of oorzakelijk moment, terwijl de secundaire frozen shoulder is ontstaan na een trauma. Dit trauma kan ook een operatie zijn:

---

* Fibrose = woekering van bindweefsel.

bijvoorbeeld voor een impingementsyndroom. Regelmatig kan men bij deze patiënten postoperatief een frozen shoulder zien optreden.

Een schijnbare idiopathische frozen shoulder is vermoedelijk in bepaalde gevallen toch een secundaire – posttraumatische – frozen shoulder. Vaak blijkt na goed navragen dat er toch sprake is geweest van een voorafgaand (minimaal) trauma.

Zowel in de huisartsenpraktijk als in publicaties bestaat de tendens om bij iedere patiënt met een pijnlijke, stijve schouder de aandoening te diagnosticeren als een frozen shoulder.[7] Deze trend is niet wenselijk doordat de frozen shoulder een zelflimiterende aandoening is die een geheel andere behandelaanpak vergt dan bijvoorbeeld rotatorcuffrupturen of *reumatoïde artritis*.

Incidentie en predisponerende factoren

De incidentie voor primaire, idiopathische frozen shoulder is moeilijk aan te geven, maar ligt tussen de 2 en 5%.[3,7] Bij 6 tot 17% van de patiënten wordt meestal binnen vijf jaar de andere schouder ook aangedaan.[7] De leeftijd waarop een frozen shoulder het meest wordt gezien ligt tussen de 40 en 60 jaar; de top bevindt zich rond het 56e levensjaar. Ze komt bij vrouwen iets meer voor dan bij mannen[3,7] en de niet-dominante schouder is iets vaker aangedaan dan die aan de dominante zijde.

Met betrekking tot de secundaire, posttraumatische frozen shoulder blijken er verschillende predisponerende factoren te zijn. Meestal blijkt er na goed navragen sprake te zijn van een – soms minimaal – trauma. Ook na een operatie buiten de schoudergordel, bijvoorbeeld na verwijdering van de nodus axillaris*, cervicale operaties (vooral als ook nog bestraling moet plaatsvinden), hartkatheterisatie, bypassoperaties in combinatie met sternotomie of thoracotomie, is er een verhoogde kans op een frozen shoulder.[3] Immobilisering vergroot de kans evenals verlamming van spieren rondom het schouderblad *(zie hoofdstuk 9a)*. Verder is bekend dat de incidentie bij personen met diabetes mellitus opvallend hoog is (10-36%).[7] Veel zeldzamer, maar wel vermeld in de literatuur, is frozen shoulder bij personen met een Dupuytren-contractuur, hyper- en hypothyreoïdie, de ziekte van Parkinson, cva, hart- en longfalen, carcinomen (Pancoast-, long-, humerustumor enz.), thoracic outletsyndroom of uitval van de n. accessorius en n. suprascapularis.[3,7]

---

* *Nodus = algemene term voor 'knobbel'. Axilla = oksel.*

Etiologie

De etiologie van een frozen shoulder is onbekend.[3] Verschillende auteurs hebben gesuggereerd dat frozen shoulder een algoneurodystrofisch* proces is.[8] Bij het ziekteproces zijn vooral het voor-bovenste deel van het kapsel en het coracohumerale ligament betrokken. Artroscopie toont een smal gewricht zonder axillaire kapselplooi en een strak voorste deel van het kapsel, lichte tot gemiddelde synoviitis en geen verklevingen.[7] Naviaser[2] beschreef de aandoening in vier fasen die bleken te correleren met histologische veranderingen. Op microscopisch niveau zijn ontstekings- en fibroserende processen beschreven, hetgeen echter nog niet heeft geleid tot een specifieke cellulaire verklaring. Er bestaat (nog) geen consensus over de pathogenese van primaire of secundaire frozen shoulder.

In enkele gepubliceerde onderzoeken wordt dezelfde aandoening beschreven voor andere gewrichten zoals de pols, de heup en de enkel.

Symptomatologie

De patiënt met frozen shoulder wordt in de (para)medische praktijk meestal gezien in het *eerste* stadium van de aandoening. Het is belangrijk dat frozen shoulder wordt herkend en onderscheiden van andere vormen van een pijnlijk stijve schouder. Immers, frozen shoulder vraagt een specifieke behandeling.

Anamnese
Het verhaal van de patiënt wijst een geleidelijk optredende – soms hevige – pijn uit aan de laterale zijde van de schouder en de bovenarm. In ernstige gevallen kan de pijn tot in de hand worden gevoeld. De patiënt vermijdt bepaalde bewegingen (vooral exorotatie en elevatie) vanwege de pijn.

Inspectie
De patiënt houdt de arm vaak in adductie en endorotatie naast het lichaam om de pijn te verminderen.[7] Soms is een lichte atrofie van de m. deltoideus en m. supraspinatus zichtbaar.

Functieonderzoek
Bij een echte frozen shoulder is actieve en passieve *exorotatie* bijna niet mogelijk, eerst door de pijn en in een later stadium vanwege een bewegingsbeperking. Wanneer alleen de *actieve* exorotatie beperkt is (en de *passieve* exorotatie is normaal mogelijk) kan sprake zijn van een grote rotatorcuffruptuur, die een compleet andere behandeling vereist.

---

* *Algoneurodystrofie wordt ook posttraumatische dystrofie, Sudeck-dystrofie of sympathische reflexdystrofie genoemd. De laatste tijd wordt ook de term CRPS (Complex Regionaal Pijnsyndroom) gebruikt. De gangbare Engelse benaming is Reflex Sympathetic Dystrophy (RSD).*

Gewoonlijk zijn er bewegingsbeperkingen en/of pijn aanwezig volgens een zogenaamd capsulair patroon: het meest beperkt/pijnlijk is exorotatie, dan volgt elevatie en vervolgens endorotatie. In het tweede stadium van de aandoening zijn meestal alle bewegingen van de schouder beperkt en als er beweging plaatsvindt, geschiedt dit voor een groot deel in het scapulothoracale glijvlak.

Palpatie
Bij de palpatie is er een diffuse gevoeligheid van het glenohumerale gewricht die zich dikwijls uitbreidt naar de trapeziusregio en het interscapulaire gebied doordat geprobeerd wordt de pijnlijke schouder zoveel mogelijk stil te houden.

Drie fasen van klinische presentatie[3,7]
1 Pijnlijke 'freezing' (bevriezende) fase.
 Deze fase duurt twee tot negen maanden. Er is sprake van pijn en toenemende stijfheid van de schouder zonder oorzakelijk moment. Pijn wordt ook in rust gevoeld en is vaak 's nachts het hevigst. Men ervaart weinig effect van NSAID's.
2 Progressief 'frozen' (bevroren) fase.
 Deze duurt vier tot twaalf maanden. De pijn neemt geleidelijk af, maar de stijfheid blijft aanwezig. Pijn is er alleen bij eindstandige bewegingen. Exorotatie is bijna geheel onmogelijk geworden.
3 Resolutie of 'thawing' (ontdooiende) fase.
 Duur (zonder operatieve ingreep): 12 tot 42 maanden. Met een operatie kan het binnen vier weken voorbij zijn. Hoe de behandeling ook is: de symptomen verdwijnen langzaam, maar vaak blijft er een bewegingsbeperking over. Gemiddelde duur van het begin van een frozen shoulder tot aan de genezing is meer dan 30 maanden.

Therapie

Informatie over de aandoening

Uitleggen dat de schouder uiteindelijk spontaan zal genezen en dat de stijfheid grotendeels zal verdwijnen zorgt ervoor dat de patiënt minder gefrustreerd is en zich beter zal kunnen aanpassen aan de verschillende fasen van de aandoening.[7] Het is belangrijk erbij te vermelden dat de aandoening niet ernstig is en uiteindelijk – in de meeste gevallen – volledig zal genezen. Soms zal de *volledige* bewegingsuitslag echter niet meer worden bereikt, maar in het dagelijks leven heeft men daarvan meestal weinig of geen last.
 De behandeling wordt afgestemd op de fase waarin de aandoening verkeert.

Behandeling in de pijnlijke 'freezing' fase

In de eerste fase van de aandoening is de behandeling gericht op pijndemping. De patiënt wordt aangemoedigd op geleide van de pijn te bewegen, dat wil zeggen alle pijnlijke handelingen te vermijden en door te gaan met alle pijnvrije handelingen. Traditioneel krijgen deze patiënten

NSAID's voorgeschreven en, indien nodig, andere analgetica. Er zijn echter geen gerandomiseerde gecontroleerde onderzoeken waarin de effectiviteit van NSAID's bij frozen shoulder wordt bevestigd.

Fysio-, kinesi- en oefentherapeuten kunnen in dit eerste stadium niet veel meer doen dan patiënten informeren over de aandoening en het geven van een eenvoudig 'oefenprogramma'. Het is belangrijk dat het oefenprogramma dagelijks vijf minuten wordt uitgevoerd, waarbij anteflexie, exorotatie, endorotatie en de horizontale adductie door middel van de niet-aangedane arm tot aan de pijngrens wordt ondersteund.[3] Door regelmatig de bewegingsuitslag van de schouder te meten, die te vergelijken met de niet-aangedane schouder en het resultaat te noteren speelt de fysiotherapeut meer een begeleidende rol in het proces. Ondanks onderhoud van de mobiliteit is een langzaam toenemende bewegingsbeperking tijdens de eerste fase van de aandoening meestal niet te voorkomen.

> Veel patiënten met frozen shoulder worden al in het eerste stadium van de aandoening doorverwezen naar de fysio-, kinesi- of oefentherapeut. Om beperkingen in het schoudergewricht te voorkomen krijgt de patiënt meestal huiswerkoefeningen voorgeschreven. Vaak is de patiënt echter nauwelijks in staat om zonder pijn bewegingen uit te voeren in de schouder. Waarschijnlijk is het onverstandig om pijn te provoceren en zal eventuele 'oefentherapie' dus heel rustig uitgevoerd moeten worden. Dierks et al. (2004)[9] beschrijven in hun prospectieve studie bij 77 patiënten met frozen shoulder (in alle stadia van de aandoening) dat voorzichtig bewegen van de aangedane schouder *binnen de pijngrens* een beter resultaat geeft dan het passief rekken en mobiliseren tot voorbij de pijngrens. Hun indruk is dat – vooral in het eerste stadium en in het begin van het tweede stadium – pijn tijdens het oefenen het ziekteproces verlengt. Het tot nu toe enige onderzoek waarin wordt aangegeven dat mobilisering in het eindgebied (iets) betere resultaten geeft dan mobilisering in het pijnvrije gebied is een gerandomiseerde gecontroleerde trial bij 100 patiënten van Vermeulen et al. (2006).[10] In dit onderzoek werden echter alleen patiënten toegelaten die in stadium 2 of 3 van de aandoening verkeerden. Waarschijnlijk kan de patiënt het beste heel geleidelijk de intensiteit van zijn oefeningen opvoeren naarmate de pijn in de eindstanden afneemt en de aandoening langer bestaat.

Intra-articulaire injectie

Het goede resultaat van intra-articulaire injecties met corticosteroïden is afhankelijk van de duur van de symptomen.[11] Hoe eerder in het proces de injectie wordt gegeven des te eerder de patiënt herstelt van de aandoening. Waarschijnlijk remmen de corticosteroïden de synoviitis zodat fibrosering van het gewrichtskapsel minder ernstige vormen aanneemt: het natuurlijke beloop van de aandoening wordt hierdoor verkort. Het *kortetermijneffect* blijkt afhankelijk te zijn van de toegediende dosis[7]: een hogere dosis geeft op korte termijn (zes weken) meer pijnvermindering dan een betrekkelijk lage dosis. Of dit gunstige effect ook voor de lange termijn geldt is niet bekend.

Verder blijkt dat een combinatie van fysiotherapie en een corticosteroïdeninjectie het meest effectief is in vergelijking met alléén fysiotherapie, alléén een injectie of alléén een placebo-injectie.[12]

Behandeling in de progressieve (tweede) fase

In deze fase zijn de intra-articulaire steroïdeninjecties niet meer geïndiceerd omdat inmiddels het ontstekingsproces vrijwel of geheel verdwenen is.

Fysio-, kinesi- en oefentherapie

Het doel van de behandeling is nu gericht op meer 'agressieve' stretchende oefeningen waarmee de bewegingsuitslag van de schouder weer kan worden geoptimaliseerd.[7] De oefeningen kunnen dus intensiever worden uitgevoerd dan in het eerste stadium het geval is.

Manipulatie onder narcose

Voor patiënten die slecht kunnen omgaan met de pijn en de bewegingsbeperkingen is er de mogelijkheid van manipulatie onder narcose. Deze ingreep is de meest betrouwbare manier om de bewegingsuitslag te verbeteren.[13] Men komt voor deze ingreep in aanmerking wanneer de functionele beperkingen aanhouden en in de zes maanden daarvoor conservatieve behandeling heeft gefaald.[7] Manipulatie onder narcose bewerkstelligt meestal binnen drie maanden een verbeterde schouderfunctie en bewegingsuitslag.[14]

Een meer gecontroleerde chirurgische ingreep dan manipulatie onder narcose is artroscopische release van het kapsel. Vooral bij personen met diabetes mellitus kan de manipulatie mislukken en dan is een artroscopische ingreep geïndiceerd.[15] Door de artroscopische release van het kapsel worden mogelijke complicaties, die bij een manipulatieve ingreep soms worden gezien, voorkomen. Te denken valt hierbij aan een fractuur van de humerus of andere intra-articulaire verwondingen.

Andere behandelvormen

In de literatuur worden talloze behandelvormen beschreven waarvan de positieve effecten niet overtuigend zijn aangetoond. In veel studies worden namelijk geen controlegroepen gebruikt en ook de duur van de follow-up periode is vaak zo gekozen dat in dezelfde periode ook spontaan herstel zou hebben kunnen plaatsvinden.

Behandelvormen waarvan de effectiviteit niet duidelijk is bewezen

Prednison
In de eerste fase van frozen shoulder kan men trachten de synoviitis tot rust te brengen door oraal toegediende corticosteroïden (bijvoorbeeld prednison). De positieve effecten blijken echter niet langer dan zes weken te blijven bestaan en er zijn te veel bijwerkingen om de toediening van deze medicamenten als standaardbehandeling voor te schrijven.[16]

Suprascapulaire zenuwblokkade
Een suprascapulaire zenuwblokkade kan de pijn verminderen maar niet de bewegingsuitslag beïnvloeden.

Synovectomie
Wanneer synoviitis een essentiële rol speelt in de eerste pijnlijke fase van frozen shoulder is een artroscopische release in combinatie met synovectomie mogelijk een effectieve ingreep om het proces te stoppen. Uit bijna geen enkele studie tot nu toe blijkt echter dat een chirurgische ingreep, hetzij een artroscopische hetzij een open ingreep, het natuurlijk beloop van het proces op een positieve manier beïnvloedt.[8] Dit geldt in het bijzonder voor de duur van de aandoening en niet voor de mobiliteit van de aandoening die door deze ingreep wel degelijk kan verbeteren.

Intra-articulaire distensie
De afgelopen tien tot vijftien jaar is ook intra-articulaire distensie met of zonder steroïden toegepast. De wetenschappelijke waarde van deze interventie is echter zeer discutabel. Zo vonden onder andere Jacobs et al. (1991)[17] geen verschil in uitslag tussen drie groepen die óf distensie met lokale verdoving óf distensie met steroïden óf alleen maar een steroïdeninjectie hadden gekregen. De follow-up bedroeg slechts vier maanden en daarom is een vergelijking van de behandelingen tegenover het natuurlijk beloop van de aandoening moeilijk.

Steroïden distensie artrografie
Hetzelfde geldt voor het onderzoek van Amoretti et al. (2006)[18] waarbij 27 patiënten een gekoelde steroïden distensie artrografie kregen. Hierbij was zelfs geen sprake van een controle- of andere interventiegroep en de follow-up bedroeg slechts 45 dagen. Bovendien werden na de artrografische distensie meteen vijf dagen fysiotherapie gegeven, waarbij de inhoud van de fysiotherapeutische behandeling vrijwel niet was beschreven.

Distensie en fysiotherapie
Dat distensie met steroïden in combinatie met fysiotherapie een beter resultaat geeft dan alleen fysiotherapie blijkt uit een RCT-onderzoek van

Khann et al. (2005).[19] Hierbij was echter ook sprake van een zeer korte follow-upperiode van maar acht weken.

Conclusie

Behandeling van frozen shoulder is afhankelijk van het stadium waarin de aandoening verkeert.

In het eerste stadium kan men gunstig effect verwachten van een intra-articulaire injectie met corticosteroïden. Vooral wanneer de patiënt – ook in rust – veel pijn heeft, is deze behandelvorm aan te raden. Corticosteroïdeninjecties remmen, zeker op *korte* termijn, de capsulitis. Voor de patiënt betekent dit (even) minder pijn en mogelijk in een later stadium een geringere bewegingsbeperking.

Verder is het verstandig om de mobiliteit van de schouder te onderhouden. De patiënt kan hiervoor dagelijks zelf oefeningen uitvoeren waarbij de arm naar alle eindstanden van het schoudergewricht wordt gebracht. De dosering van de oefeningen varieert van zeer laag in het beginstadium tot intensief in het laatste stadium. De functie van de fysio-, kinesi- of oefentherapeut is vooral informerend, begeleidend en controlerend van aard.

Literatuur

1 Codman EA. Tendinitis of the short rotators in the shoulder: Rupture of the supraspinatus tendon and other lesions in or about the subacromial bursa. Boston: Thomas Todd & Co, 1934.
2 Neviaser JS. Adhesive capsulitis of the shoulder: a study of the pathological findings in periarthritis of the shoulder. J Bone Joint Surg 1945;27:211-22.
3 Rockwood ChA, Matsen FA. The Shoulder (2nd edition, volume 2). Philadelphia: Saunders Company, 1998, 1990.
4 Hertel R. Die steife Schulter. Orthopäde 2000;29:845-51.
5 Lundberg BJ. The frozen shoulder: clinical and radiographical observations. The effect of manupilation under general anaesthesia. Structure and glycosaminoglycan content of the joint capsule. Local bone metabolism. Acta Orthop Scand 1969;119(suppl):1-59.
6 Reeves B. Arthrograpy of the shoulder. J Bone Joint Surg 1966;48-B:424-35.
7 Dias R, Cutts S, Massoud S. Frozen shoulder. BMJ 2005;331:1453-56.
8 Chambler AFW, Carr AJ. The role of surgery in frozen shoulder. J Bone Joint Surg 2003;85-B;789-95.
9 Dierks RL, Stevens M. Gentle thawing of the frozen shoulder: a prospective study of supervised neglect versus intensive physical therapy in seventy-seven patients with frozen shoulder syndrome followed up for two years. J Shoulder Elbow Surg 2004;13:499-502.
10 Vermeulen HM, Rozing PM, Obermann WR, Cessie S le, Vliet Vlieland ThPM.

Comparison of high-grade and low-grade mobilization techniques in the management of adhesive capsulitis of the shoulder: Randomized controlled trial. Physical Ther 2006;86:355-68.
11 Hazelman BD. The painfull stiff shoulder. Rheumatol Phys Med 1972;11:413-21.
12 Carette S, Moffet H, Tardiff J, et al. Intra-articular corticosteroids, supervised physiotherapy or a combination of the two in the treatment of adhesive capsulitis of the shoulder: a placebo controlled trial. Arthritis Rheum 2003; 48:829-38.
13 Hamdan TA, Al-Essa KA. Manipulation under anesthesia for frozen shoulder. Int Orthop 2003;27:107-9.
14 Farell CM, Sperling JW, Cofield RH. Manupilation for frozen shoulder: long term results. J Shoulder Elbow Surg 2005;14:480-4.
15 Ogilvie-Harris DJ, Biggs DJ, Fitsialos DP, Mackay M. The resistant frozen shoulder. Manipulation versus arthroscopic release. Clin Orthop Relat Res 1995;319:238-48.
16 Widiastuti-Samekto S, Sianturi GP. Frozen shoulder syndrome: comparison of oral route corticosteroid and intra-articular corticosteriod injection. Med J Malaysia 2004;59:312-6.
17 Jacobs L, Barton M, Wallace W, et al. Intra-articular distension and steroids in the management of capsulitis of the shoulder. BMJ 1991;302:1498-501.
18 Amoretti N, Grimaud A, Brocq O, et al. Shoulder distension arthrography in adhesive capsulitis. Clinical Imaging 2006;30:254-6.
19 Khan AA, Mowla A, Shakoor MA, Rahman MR. Arthrographic distension of the shoulder joint in the management of frozen shoulder. Mymensingh Med J 2005;14:67-70.

8 Persisterende pijn op de linkerschouder bij een 32-jarige vrouw na een val van de trap

Koos van Nugteren

Een 32-jarige vrouw maakte een misstap tijdens het trapaf lopen. Zij schoot onderuit en ving zich op door met haar onderarmen op beide trapleuningen te steunen. Zij hing daardoor even met de armen tussen de beide trapleuningen. Dit was behoorlijk pijnlijk voor beide schouders (links meer dan rechts). De pijn werd gevoeld op en iets lateraal van het acromion. Aangezien zij haar armen nog wel normaal kon bewegen na deze manoeuvre nam zij aan dat er niets ernstigs aan de hand was en dat de pijn vanzelf wel weer over zou gaan. Hoewel de pijn verminderde bleef zij daarna last houden van de linkerschouder, vooral wanneer zij haar arm omlaag liet hangen. Toen de klacht na twee maanden nog niet helemaal verdwenen was vroeg zij een consult aan bij de fysiotherapeut.

Status praesens

Patiënte heeft in rust (vooral als de arm afhangt) in geringe mate pijn op en lateraal van de linkerschouder. Verder wordt bij onverwachte bewegingen meer pijn gevoeld. Zij kan de pijn provoceren door het maken van een protractie van de schouder. Armbewegingen provoceren de pijn niet. Zij laat de arm niet graag langdurig hangen en heeft de neiging de linkerarm enigszins te ondersteunen.

Algemene palpatie

Geen bijzonderheden; er zijn geen ontstekingachtige verschijnselen (zwelling, warmte).

Inspectie

Er is geen atrofie zichtbaar. Wel is een zeer kleine asymmetrie te zien ter plaatse van het acromion. Beiderzijds bevindt zich een nauwelijks waarneembaar 'trapje'; aan de linkerzijde is dit iets groter dan rechts.

Functieonderzoek

– Actieve protractie van de schouder provoceert pijn aan de linkerzijde.
– Passieve adductie is eindstandig licht pijnlijk.
– Overigens is het functieonderzoek volledig negatief.

Interpretatie

Aangezien de armbewegingen vrijwel geen klachten provoceren zijn het glenohumerale gewricht en de schoudermusculatuur waarschijnlijk in orde. De lokalisering van de pijn, de pijnlijke protractie en de eindstandig gevoelige adductie duiden op een acromioclaviculair probleem. De kleine trapjes (links > rechts) wijzen op een acromioclaviculaire instabiliteit, vermoedelijk veroorzaakt door een partiële ruptuur of overrekking van acromioclaviculaire ligamenten.

Aanvullende test

De stabiliteitstest van het acromioclaviculaire gewricht toont een tamelijk beweeglijk gewricht, links meer dan rechts.

Specifieke palpatie

Druk op de acromioclaviculaire gewrichten provoceert de voor patiënte herkenbare pijn.

> **Diagnose**
>
> Acromioclaviculaire instabiliteit als gevolg van ligamentair letsel (type 1)

Therapie

De therapie is gebaseerd op de principes van weefselherstel na een letsel.
1 *Ontstekingsfase* (in dit geval enkele dagen durend): relatieve rust en eventueel immobilisering door middel van een brace. Wanneer de patiënt dat kan mag hij/zij voorzichtig bewegingen maken met schoudergordel en arm. Ook bij een fors acromioclaviculair letsel is dit vaak al binnen twee dagen mogelijk. Patiënten kunnen zich na de ontstekingsfase gewoonlijk goed redden zonder brace, bijvoorbeeld door de hand in een broekzak te stoppen.
2 *Proliferatiefase*: deze duurt circa drie weken; tijdens deze fase worden collageenvezels type III aangelegd: een soort snel produceerbaar reparatiecollageen. In deze fase is het belangrijk dat het aangedane gewricht licht belaste fysiologische bewegingen maakt, want hierdoor wordt het nieuw gevormde collageen op de juiste plaats en in de juiste richting

aangelegd. De patiënt kan tijdens deze fase geleidelijk de belasting opbouwen op geleide van de pijn. Het betreft in dit geval bewegingen van de schoudergordel en de arm zonder gebruikmaking van zware gewichten.
3 *Remodelleringsfase*: deze begint drie à vier weken na het letsel en kan langer dan een jaar duren. Tijdens deze fase wordt het reparatiecollageen (type III) geleidelijk weer omgezet in de sterke type I collageenvezels. Normale bezigheden in het dagelijks leven vormen dan meestal geen probleem meer. Vervolgens kan men meer sportspecifiek gaan trainen, waarbij geleidelijk de belasting, met gebruikmaking van halters wordt opgevoerd.

In het geval van een ernstig acromioclaviculair letsel blijft het gewricht min of meer instabiel. De nieuw aangelegde gewrichtsband is meestal zwakker dan voorheen waardoor er vaak een 'pianotoetsfenomeen' blijft bestaan. Na *grote* letsels (type III of ernstiger) kan een fors pianotoetsfenomeen resteren. In het algemeen hoeft men daar op wat langere termijn geen last van te hebben omdat de m. trapezius (pars descendens) en de m. deltoideus uitstekend in staat zijn bij grote belastingen het acromioclaviculaire gewricht te ontlasten. Het schouderblad en de arm hangt als het ware aan deze beide spieren. Training van deze musculatuur is dan ook aan te raden als de patiënt daarbij geen pijn ervaart. Het oefenprogramma uit *bijlage III* is daarvoor na verloop van tijd uitstekend te gebruiken. De dosering (gewicht van de halter) en de bewegingsrichting zijn goed aan te passen aan de mogelijkheden van de patiënt. Men moet zich wel realiseren dat gedurende het herstel van het gelaedeerde ligament de belasting in de loop van maanden wordt opgevoerd van licht naar zwaar en van frequente bewegingen (aerobe duurtraining) naar laagfrequente krachttraining.

In het begin (tijdens de proliferatiefase) is het geven van aanwijzingen voor het uitvoeren van frequente armbewegingen vaak voldoende: bijvoorbeeld: 'ga wandelen, rustig tafeltennissen, darten, zwemmen, joggen, 'nordic walking' en dergelijke.

De hier beschreven patiënte verkeert in de remodelleringsfase. Het is dan ook mogelijk om bij haar te starten met gewichtstraining. Zij krijgt kleine halters mee naar huis waarmee de m. deltoideus en de m. trapezius worden getraind door toepassing van de oefeningen uit *bijlage III*.

Bespreking

Acromioclaviculaire luxaties of subluxaties worden meestal veroorzaakt door een val op de bovenzijde van de schouder (op het acromion). Vooral wielrenners en judoka's lopen risico van dit type letsel. Het acromion (deel van het schouderblad) wordt hierbij naar *caudaal* gestoten ten opzichte van de clavicula. Behalve het ligamentum acromioclaviculare kan hierbij ook het ligamentum coracoclaviculare* afscheuren. Het schouderblad en de arm hangen via dit ligament aan de clavicula. Bij afscheuring van het ligamentum coracoclaviculare zakken het schouderblad en de arm ten opzichte van het ophangpunt (de clavicula). Er ontstaat dan een zogenaamd pianotoetsfenomeen *(figuur 8-1)*.

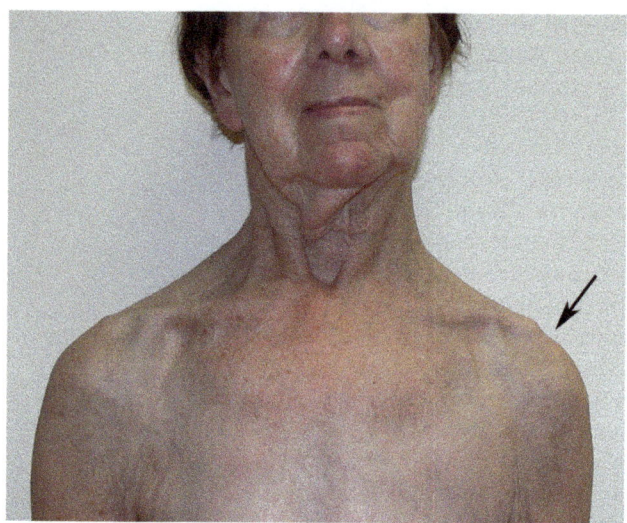
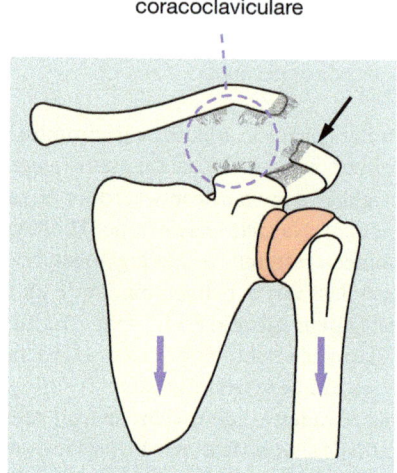

Figuur 8-1
Wanneer het ligamentum coracoclaviculare afscheurt zakken het schouderblad en de arm ten opzichte van het ophangpunt (de clavicula): dan ontstaat een zogenaamd pianotoetsfenomeen (zwarte pijl). Bij de hier afgebeelde 79-jarige vrouw is dit asymptomatisch.

Minder frequent ontstaat een acromioclaviculair letsel door een val op de gestrekte arm: het acromion wordt daarbij door de humeruskop plotseling naar *craniaal* 'gestoten'.

Patiënte in deze casus onderging een soortgelijk letsel: zij viel alleen niet op een gestrekte arm, maar ving de val op met haar gebogen ellebogen. Ook hierbij wordt het acromion met kracht naar craniaal gestoten, terwijl de romp (en de clavicula) tussen de beide armen door valt. Bij dit letsel kan het ligamentum acromioclaviculare afscheuren maar *niet* het ligamentum coracoclaviculare aangezien dit door het trauma niet op spanning komt te staan maar juist slap blijft *(figuur 8-2)*. Intacte coracoclaviculaire ligamenten voorkomen een duidelijk zichtbaar pianotoetsfenomeen. De onderhavige patiënte had zonder twijfel nog intacte coracoclaviculaire ligamenten.**

---

* Het ligamentum coracoclaviculare bestaat uit twee delen: het ligamentum trapezium en het ligamentum conoideum.

** Meer informatie over dit onderwerp is gepubliceerd in Orthopedische Casuïstiek, 2003; addendum: traumatische aandoeningen van het acromioclaviculaire gewricht (Koos van Nugteren en Dos Winkel).

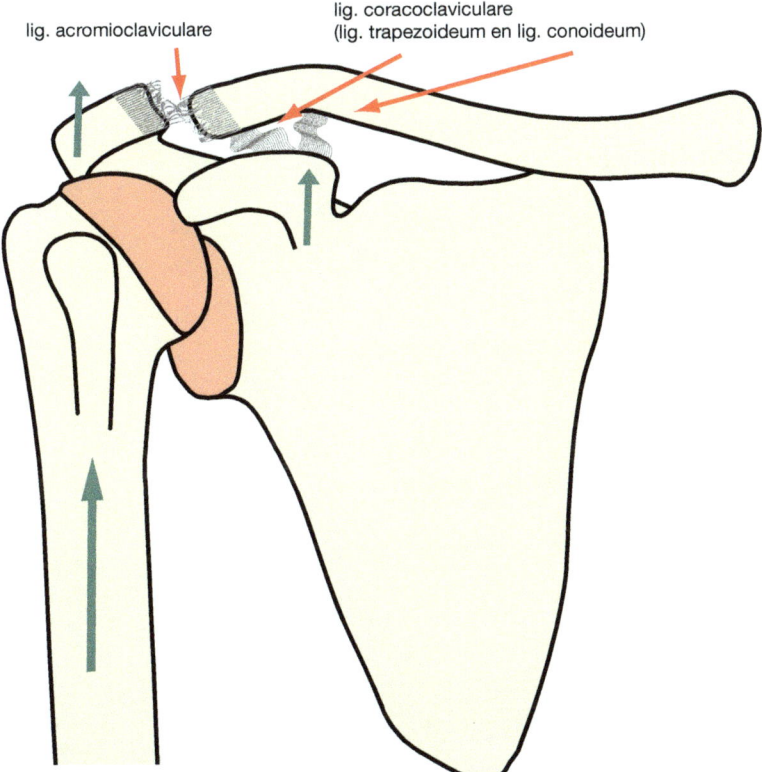

Figuur 8-2
Acromioclaviculair letsel door een val op een gestrekte arm: het acromion wordt daarbij door de humeruskop plotseling naar craniaal 'gestoten'. Het ligamentum coracoclaviculare blijft hierbij intact omdat het niet op spanning komt.

9 Een 52-jarige arts met binnen enkele uren ontstane hevige pijn in beide schouders en rechterarm, gevolgd door krachtsverlies in de rechterhand

Nens van Alfen

Een 52-jarige man, zelf arts van beroep, kreeg binnen enkele uren zeer hevige pijn (pijnscore 8 op een schaal van 10) in beide schouders, rechts uitstralend naar de strekzijde van de arm en duim. Vrijwel meteen was er sprake van een verminderde kracht bij het draaien van hand en pols en moeite met dingen vastpakken met de rechterhand. De hevigheid van de pijn deed hem sterk denken aan een eerder doorgemaakte episode 25 jaar geleden, waarbij na een virusinfectie zeer forse uitval ontstond van de spieren rondom het schouderblad beiderzijds (figuur 9-1), die in de loop der jaren heel langzaam was bijgetrokken.
In de familie is niemand met soortgelijke klachten.

De huisarts van patiënt stuurt hem snel door naar de neuroloog. Daar wordt hij vier dagen na het ontstaan van de klachten onderzocht.

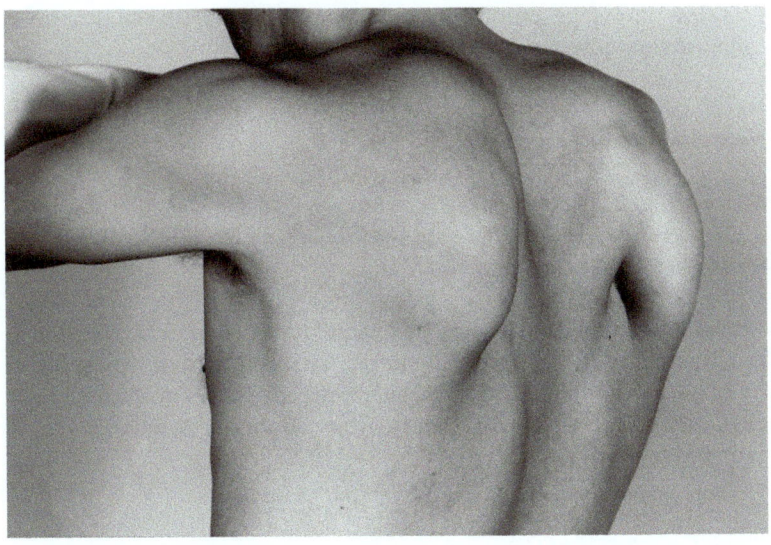

Figuur 9-1
Een 25 jaar oude foto toont uitval van spieren rondom de beide schouderbladen.

Status praesens

Patiënt voelt zich niet ziek maar heeft nog steeds veel pijn in beide schouders en een uitstralende pijn in de rechterarm en -duim. De pijn bestaat ook in rust. Hij zegt geen gevoelsstoornissen te ervaren.

Inspectie

Bij inspectie wordt een actief hooghouden van de rechterschouder gezien. Na ontspanning blijkt er in rust juist sprake van een *laagstand* van de rechterscapula ten opzichte van links (verschil: ongeveer 1 cm). Er is atrofie zichtbaar van de m. levator scapulae links, met lokale drukpijn. De adembewegingen bij diepe in- en expiratie zijn normaal.

Algemene palpatie

Er zijn geen bijzonderheden.

Functieonderzoek

- Halsbewegingen zijn volledig mogelijk maar provoceren – eindstandig – uitstralende pijn in de rechterarm. Dit geschiedt vooral bij een rotatiebeweging naar links.
- Passief zijn alle bewegingen goed mogelijk. Er zijn geen beperkingen in de mobiliteit. Wel provoceert passieve abductie van 80 graden pijn ter plaatse van de m. deltoideus. Deze pijn is anders van karakter dan de continu aanwezige 'zenuwpijn' en lijkt eerder op die van een licht impingementsyndroom.

Neurologisch onderzoek

Bij tractie op de plexus brachialis rechts, door de arm meer dan 30 graden te abduceren of het hoofd naar links te draaien, ontstaat uitstralende pijn tot aan het dorsum van de rechterduim.

Krachtonderzoek laat een 'vlekkige'* parese zien in meerdere spiergroepen, waaronder de m. serratus anterior, m. subscapularis, m. infraspinatus en m. teres major beiderzijds, de onderarmpronatoren, polsflexoren en diepe vingerflexoren van duim en wijsvinger rechts en de pols- en vingerextensoren links.

---

* *Een 'vlekkige' parese vertoont uitval van spieren en/of sensibiliteit op diverse lokalisaties. Deze lokalisaties komen niet overeen met één bepaalde zenuw of één bepaald dermatoom. Daarnaast verschilt de ernst van de parese per aangedane spier.*

Er is een hypesthesie voor pijn en lichte tast in de regio van het rechterschouderblad en de achterzijde van de m. deltoideus, het verzorgingsgebied van de n. axillaris en het verzorgingsgebied van de n. cutaneus antebrachii lateralis rechts. Aan het gelaat, de benen of ademhaling worden geen bijzonderheden waargenomen.

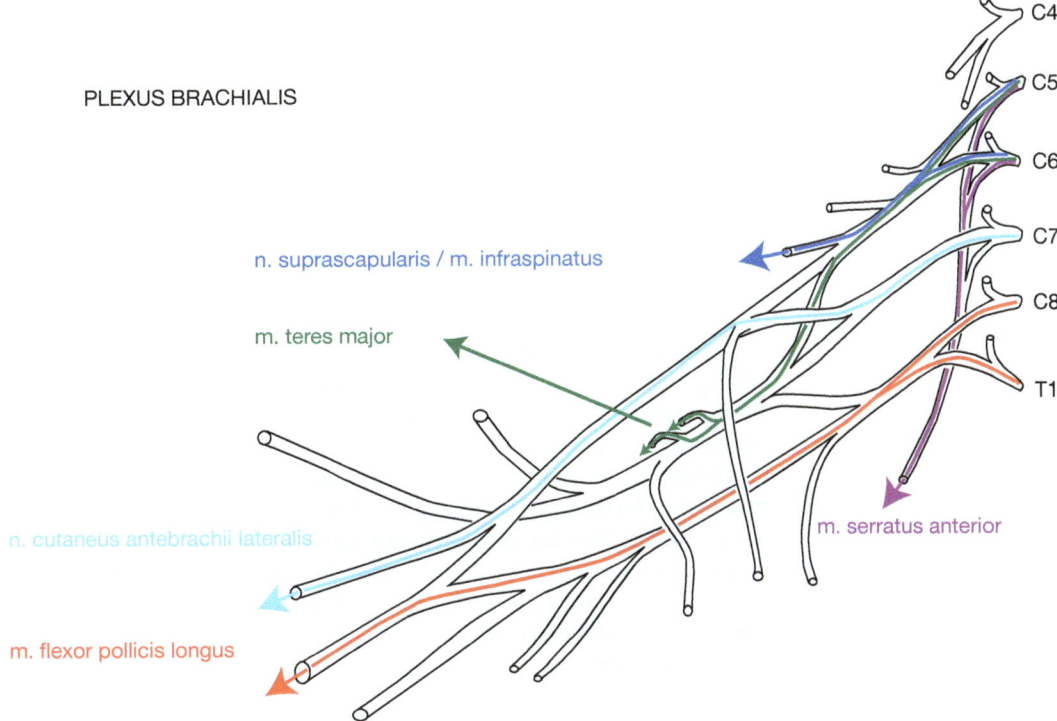

Figuur 9-2
Krachtonderzoek laat een 'vlekkige' parese zien in meerdere spiergroepen.

De peesreflexen van de m. biceps, m. brachioradialis, m. triceps, m. pectoralis en m. deltoideus zijn beiderzijds intact.

Interpretatie

Er is hier sprake van een in enkele uren optredende hevige pijn. In dit opzicht lijkt deze casus op die in hoofdstuk 1 en 2 waar een subacromiale ontsteking van (vooral) pezen de oorzaak van de pijn was. Ook hier lijkt sprake van een ontstekingsreactie. In dit geval is deze echter niet gelokaliseerd in peesweefsel maar in de zenuwen van de plexus brachialis. Deze aandoening wordt neuralgische amyotrofie genoemd. De oorzaak van de ontsteking is niet geheel bekend, maar men vermoedt dat het een auto-immuunreactie van het lichaam betreft die gericht is op lichaamseigen zenuwweefsel.

De aandoening wordt ook wel een Parsonage-Turner-syndroom genoemd

en wordt – met het oog op de neurologische uitval – vaak aangezien voor een nekhernia. Het verschil hiermee is:
- de typische manier van ontstaan: zonder duidelijk mechanische oorzaak ontstaat in korte tijd spontaan een vrijwel ondraaglijke pijn, gevolg door een parese van een of meer spieren die vanuit de plexus brachialis worden geïnnerveerd. De motorische uitval ontstaat, anders dan in deze casus, vaak pas na enkele dagen of weken;
- bij een nekhernia staan de sensibele verschijnselen, in de vorm van tintelingen en doofheid in één dermatoom, vaak juist op de voorgrond; bij neuralgische amyotrofie vaak juist niet;
- de nog goede mobiliteit van de nek: een patiënt met een nekhernia kan gewoonlijk zijn hoofd niet volledig roteren naar één zijde;
- neuralgische amyotrofie wordt gekenmerkt door een 'vlekkige uitval' in meerdere dermatomen/myotomen: bij een nekhernia is gewoonlijk sprake van uitval in één dermatoom en/of myotoom.

De ontstekingsreactie is gericht tegen de lichaamseigen zenuwvezels en leidt tot afsterven van de aangedane axonen distaal van de aandoening (Wallerse degeneratie). Het meest opvallend is de hierbij optredende *motorische* uitval. De *sensibele* verschijnselen zijn weliswaar veel minder prominent, maar bij nauwkeurig onderzoek blijkt er vaak ook sensibele uitval te bestaan. Meestal betreft het proximaal gelokaliseerde uitval rondom de schouder of bovenarm. In het dagelijks leven valt dit de patiënt niet of nauwelijks op. Weerstandstests dienen dan ook uitgebreid en nauwgezet te worden uitgevoerd voor alle schouder- en armmusculatuur. Bij de inspectie van de patiënt dient men extra aandacht te besteden aan de stand van de schouderbladen en eventueel zichtbare atrofie van schouder-, arm- en handmusculatuur.

De gepresenteerde symptomen van onderhavige patiënt zijn tamelijk typerend voor een nieuwe episode, of aanval, van neuralgische amyotrofie.

Aanvullend onderzoek

Er wordt een EMG gemaakt tien weken na aanvang van de klachten.
Bij motorisch geleidingsonderzoek worden normale responsen gevonden over de n. medianus rechts. Uitgebreid sensibel geleidingsonderzoek van de nn. medianus, ulnaris, radialis, cutaneus antebrachii lateralis en medialis beiderzijds toont evenmin afwijkingen. Het naaldonderzoek van de

m. pronator quadratus rechts toont forse denervatie en slechts een enkele motorunit die kan worden gerekruteerd bij maximale aanspanning. De m. flexor digitorum superficialis links en de m. serratus anterior links tonen brede, hooggevolteerde motorunits* met een verarmd patroon bij aanspanning, hetgeen past bij een langer bestaand en weer deels genezen neurogeen letsel. De m. teres major rechts is normaal, zodat de endorotatiezwakte in de schouder waarschijnlijk vooral kan worden verklaard door een parese van de m. subscapularis. In verband met de pijn werd het naaldonderzoek niet verder uitgebreid.

Diagnose

Idiopathische neuralgische amyotrofie (recidief)

Therapie

Een oorzakelijke behandeling van deze aandoening is nog niet voorhanden. Spontaan herstel van een aanval verloopt in fasen. De hevige neuropathische pijn verdwijnt na enkele uren tot enkele maanden (gemiddeld een maand), waarna herstel van de kracht – afhankelijk van de ernst van de axonale schade – maanden tot jaren in beslag kan nemen.

Aan pijnbehandeling in de *acute* fase valt meestal niet te ontkomen: het meest effectief is orale toediening van een lang werkend NSAID's in combinatie met een lang werkend opiaat. 'Mildere' pijnstilling is meestal niet werkzaam en dient niet te worden toegepast.

Vaak wordt de initiële continu aanwezige neuropathische pijn gevolgd door een fase waarin de beschadigde zenuw rekgevoelig is en er bij geringe bewegingen uitstralende pijnscheuten of tintelingen optreden. Is dit erg hinderlijk dan kan men proberen deze klachten te verminderen met zogenaamde coanalgetica (waaronder carbamazepine, gabapentin). Na de acute fase kunnen allerlei secundaire klachten ontstaan zoals gewrichtsklachten als gevolg van een verkeerde aansturing door de gedeeltelijk paretische musculatuur. Impingementsyndromen, instabiliteitsklachten en artritis van het glenohumerale gewricht zijn vaak het gevolg. Daarnaast ervaren veel patiënten met zwakte van de periscapulaire musculatuur (met name van de m. serratus anterior) pijn in zowel de paretische als compen-

---

* Wanneer een zenuw na beschadiging van een aantal axonen collateraal reïnnerveert dan wil dat zeggen dat met minder zenuwtakjes toch alle spiervezels moeten worden aangestuurd. Per zenuwtakje komen er dus méér spiervezels aan te hangen; daardoor wordt de hoeveelheid elektrische activiteit die zo'n motorunit produceert groter – zowel in de lengte (duur) als de hoogte (amplitude) van de elektrische potentiaal die ontstaat bij aanspannen. De beschrijving daarvan in EMG-termen luidt: 'brede, hooggevolteerde' motorunits, wat het elektrische equivalent is van een collateraal gereïnnerveerde spier.

serende spieren ten gevolge van overbelasting. Deze pijnklachten reageren nauwelijks op conventionele pijnstilling en zijn in een aantal gevallen meer invaliderend van karakter dan het resterende krachtsverlies. Fysiotherapie en zo nodig ergotherapie kunnen in dit stadium zinvol zijn.

Volgend op deze casus wordt in *addendum 9a* hieraan meer aandacht besteed.

Follow-up

Omdat er in individuele gevallen gunstige resultaten zijn beschreven van een stootkuur corticosteroïden in de acute fase wordt na overleg met patiënt op dag 4 van zijn klachten gestart met prednison per os gedurende twee weken, waarbij hij de eerste week 60 mg per dag gebruikt en hij in de tweede week de kuur afbouwt met 10 mg per dag. Deze behandeling wordt overigens momenteel ook formeel onderzocht in een placebogecontroleerde trial.

Een dag na starten met de prednison zijn de neuropathische pijnklachten verdwenen. Helaas nemen de paresen in de loop van enkele weken nog in lichte mate toe, waarbij ook een duidelijke atrofie van de m. brachialis rechts ontstaat *(figuur 9-2)*.

Bij poliklinische controle, drie maanden na het ontstaan van de klachten, verbetert echter de kracht in de handen alweer; de overige paresen zijn nog onveranderd. Patiënt heeft dan géén neuropathische pijn meer, wel voelt hij nog een diepe soort spierpijn in met name de paretische onderarmspieren en hun aanhechtingen. Door fysiotherapeutische begeleiding zijn de secundaire impingementklachten van de linkerschouder grotendeels verdwenen en heeft patiënt zijn werk als arts weer opgepakt.

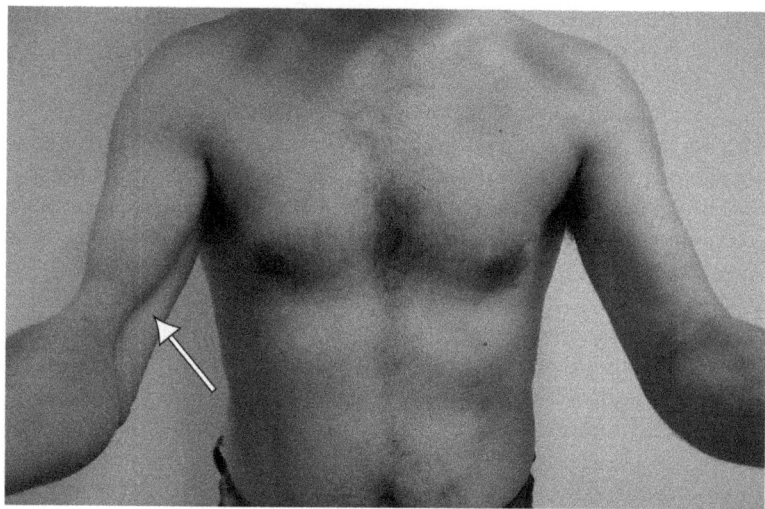

Figuur 9-3
In de loop van enkele weken ontstond een duidelijk zichtbare atrofie van de m. brachialis rechts.

9a Addendum: neuralgische amyotrofie*

Nens van Alfen, Baziel van Engelen en Koos van Nugteren

Inleiding

Neuralgische amyotrofie is een aandoening van het perifere zenuwstelsel die wordt gekenmerkt door een aanval van zeer hevige *pijn*, meestal in de schouder en/of arm, na uren tot dagen gevolgd door een parese met vaak opvallende atrofie van de betrokken spieren, en relatief weinig sensibele verschijnselen. *Klinisch* is er vaak sprake van een plexopathie, omdat de laesie niet tot één wortel of perifere zenuw herleidbaar is. Het is overigens niet altijd de plexus die wordt getroffen. In feite kan de aandoening worden gevonden in het gehele verloop van de zenuw (vanaf de zenuwwortel) maar meestal niet verder dan iets distaal van de plexus brachialis. Zowel motorische, sensorische als autonome zenuwvezels kunnen zijn aangedaan.

De pijn verdwijnt na uren tot weken, verbetering van de *parese* kan maanden tot jaren duren.[1] Vaak treedt geen volledig herstel op.

De aandoening is onder vele namen bekend (o.a. syndroom van Parsonage en Turner, plexus brachialis neuritis), maar wordt tegenwoordig meestal kortweg 'neuralgische amyotrofie' genoemd.** En alhoewel pijn en uitval in de C5-C6-regio het meest voorkomen, hoeven aanvallen niet per se deze segmenten aan te doen. Distale vormen komen voor (C7-C8-regio), en ook de onderste hersenzenuwen, N. phrenicus, intercostaalzenuwen of plexus lumbosacralis kunnen betrokken zijn.[2,3]

De gemiddelde leeftijd van optreden ligt in de vierde decade, maar er zijn patiënten van 0 tot 70 jaar beschreven. Mannen lijken iets vaker aangedaan te zijn dan vrouwen, en de rechterschouder of -arm wordt vaker getroffen dan de linker.

---

* Een deel van de tekst van dit addendum is een bewerking van een artikel dat is gepubliceerd in het 'Neurologen Vademecum', uitgegeven door Bohn Stafleu van Loghum, Houten.
Meer specifieke informatie is te vinden in eerder gepubliceerde Orthopedische Casuïstiek, 2002; addendum: neuralgische amyotrofie (Nens van Alfen, Baziel van Engelen).
** Neuralgie = zenuwpijn; amyotrofie = spierverlies.

Er bestaan verschillende vormen van neuralgische amyotrofie: een idiopathische versus een autosomaal-dominant erfelijke variant.

De kernsymptomen van neuralgische amyotrofie staan beschreven in tabel 1.

Tabel 9a-1	Symptomen van neuralgische amyotrofie.

Kernsymptomen

- Monofasische aanvallen
- Acuut tot subacuut begin binnen enkele uren
- Ernstige neuropathische pijn (VAS ≥ 7) in het begin
- Optreden van motorische en sensibele uitval na enkele uren tot weken
- Typisch vlekkige verdeling van de uitval, met een dissociatie van de symptomen qua lokalisering
- Uitval in de distributie van de plexus brachialis
- Sensibele uitval vitaal[1] veel meer uitgesproken dan proprioceptief
- Geleidelijk verdwijnen van de aanval zelf na enkele weken
- Gedeeltelijk tot compleet herstel van de restverschijnselen na maanden tot jaren

Variaties in de klinische presentatie

- Geen pijn, of initiële pijnscore < 7, of 'stotterend' begin
- Meer of herhaalde aanvallen
- Distale vasomotorische disfunctie zonder parasympathische uitval
- Uitval in distributie lumbosacrale plexus, n. phrenicus, onderste hersenzenuwen of rompzenuwen

Niet tot het klinisch beeld van NA behorend

- Bilateraal symmetrische uitval van de gehele plexus brachialis
- Syndroom van Horner[2]
- Progressie van de initiële pijn of symptomen gedurende meer dan twee maanden

[1] Vitale sensibiliteit betreft de oppervlakkige tastzin, temperatuur en pijn.
[2] Syndroom van Horner: miosis (oogpupilvernauwing), ptosis (afzakken van de bovenste oogleden), enofthalmie (inzakken van de oogbol in de oogkassen).

Etiologie

De oorzaak van de aandoening is niet bekend maar houdt waarschijnlijk verband met auto-immuniteit. Bekend is dat bepaalde gebeurtenissen een aanval kunnen uitlokken zoals infecties (bij 43%[4]: bijvoorbeeld neus- of keelinfecties), zwangerschap en bevalling, zware inspanning, operaties, inentingen of een ongeval met verwonding van schouder of arm. In meer dan de helft van het aantal gevallen wordt een dergelijk antecedent gevonden, meestal in de week voorafgaand aan de aanval van neuralgische amyotrofie. Het begin van de symptomen (pijn!) ontstaat in de uren tot dagen na een dergelijke gebeurtenis. Deze veronderstelling wordt verder ondersteund door de bevinding dat bij een kwart van de geteste patiënten zogenaamde 'antiganglioside* antilichamen' worden gevonden, die ook passen bij een auto-immune reactie binnen het perifere zenuwstelsel.

Auto-immuniteit kan echter niet de enige uitlokkende factor zijn waardoor aanvallen ontstaan. Mechanische factoren (zware fysieke belasting van de arm) spelen ook een rol, mogelijk omdat ze het zenuwweefsel door lokale microtraumata blootleggen voor het afweersysteem. Auto-immuniteit verklaart ook niet waarom patiënten met neuralgische amyotrofie een verhoogde kans hebben om deze aanvallen te krijgen ten opzichte van de 'gemiddelde mens'. Het meest waarschijnlijk is dat neuralgische amyotrofie een aandoening is met een complex pathofysiologisch mechanisme, waarin zowel auto-immuniteit als genetische als mechanische – en wellicht nog andere – factoren een samenhangende rol spelen.

Symptomatologie

Neuralgische amyotrofie betreft een goed te herkennen klinische entiteit en niet alleen een diagnose 'per exclusionem'. De diagnose wordt gesteld op grond van de klinische verschijnselen en dan nog voornamelijk op basis van het verhaal van de patiënt.

Een *zeer hevige pijn* in het begin (neuropathische pijn) met score 7-10 op een VAS-schaal** van 1-10 is kenmerkend voor de aandoening. De stekende, nare en *continue* pijn is in onze ervaring veel heviger en acuter dan de pijn bij patiënten met radiculopathie of gewrichtspathologie die meestal nauwelijks reageert op gangbare pijnstillers. De patiënt slaapt in dit acute stadium slecht of helemaal niet.

De pijn ontstaat meestal 's nachts en wordt diffuus gevoeld in het gebied van de schouder of bovenarm met uitstraling in de arm(en). Soms is er alleen lokale pijn ter plaatse van de plexus brachialis.

Vaak is rekpijn opwekbaar bij tractie aan de wortels en plexus, maar is er

---

* *Ganglioside = onderdeel (vetachtige stof) van het perifere zenuwweefsel. Antiganglioside antilichamen blokkeren de functie van het ganglioside.*
** *Visual Analogue Scale.*

geen toename bij persen, hoesten of niezen zoals wel bij een hernia nuclei pulposi (HNP) wordt gezien. Verder is de uitval van musculatuur – in afwijking van die bij een HNP – meestal 'vlekkerig' van aard: in ongeveer 80% van de gevallen komt de verdeling van de uitval niet overeen met een bepaald segment (myotoom). Ook pijn die qua lokalisering verschilt van de parese doet denken aan neuralgische amyotrofie.

De aanvallen kunnen wat betreft de duur van de pijn en ernst van de parese sterk wisselen. Soms is de pijn na enkele uren verdwenen en is er een lichte parese van slechts één spiergroep; meestal duurt de pijn veel langer: gemiddeld een maand (mannen: 45 dagen, vrouwen: 23 dagen), maar in ongeveer een derde van de gevallen wordt zelfs na jaren nog een continue therapieresistente neuropathische pijn gevoeld.

Bij een derde deel van de patiënten is sprake van uitval in beide extremiteiten, die vaak asymmetrisch verdeeld is. In zo'n 10% van de gevallen komt een diafragmaparese voor op basis van een uitval van de n. phrenicus (C4) die leidt tot orthopneu*, dyspneu d'effort** en, indien ernstig of dubbelzijdig, nachtelijke hypoventilatie. Dit komt doordat de longinhoud in elkaar wordt gedrukt door het omhoog komen van de buikinhoud. Patiënten krijgen vooral minder lucht als zij gaan liggen of bukken.

Bij onderzoek kan een *paradoxale* ademhaling worden gezien: bij de patiënt in staande houding trekt de buikinhoud bij diep inademen naar binnen en boven; in niet-pathologische omstandigheden wordt de buikinhoud tijdens inademing door het middenrif naar buiten en naar beneden geduwd.

Diafragma-uitval

Wanneer een persoon helemaal niet meer slaapt, volgt vroeger of later onherroepelijk de dood. Wanneer een persoon niet meer *droomt*, treden mentale stoornissen op. Tijdens de droom (de REM-slaap) ademt men alleen diafragmaal doordat de overige skeletmusculatuur zich daarbij volledig ontspant. Wanneer echter het diafragma verlamd is, stopt de ademhaling of wordt deze onvoldoende effectief zodra de REM-slaapfase begint: de patiënt schrikt wakker omdat hij/zij geen lucht meer krijgt. Bij een ernstige dubbelzijdige diafragma-uitval kan het nodig zijn dergelijke patiënten 's nachts met positieve druk (non-invasief) te beademen om hen voldoende te kunnen laten (REM-)slapen. Daarnaast kan nachtelijke beademing ook zorgen voor een betere conditie en uithoudingsvermogen overdag.

---

* *Orthopneu: kortademigheid die vermindert of verdwijnt door rechtop te gaan zitten.*
** *Dyspneu: kortademigheid, ademnood. Dyspneu d'effort: ademnood die reeds bij betrekkelijk geringe lichamelijk inspanning optreedt.*

Bij lichamelijk onderzoek kan een scapula alata zichtbaar zijn: bij twee derde van de patiënten speelt namelijk betrokkenheid van de m. serratus anterior een rol. Overigens gaat het schouderblad in rust vaak pas afstaan bij een ernstige parese (MRC* graad 2 of minder). Bij veel patiënten valt daarom in rust alleen een laagstand en kanteling van het schouderblad op aan de aangedane zijde. Na enkele weken wordt in veel gevallen een uitgesproken atrofie van de aangedane spieren zichtbaar.

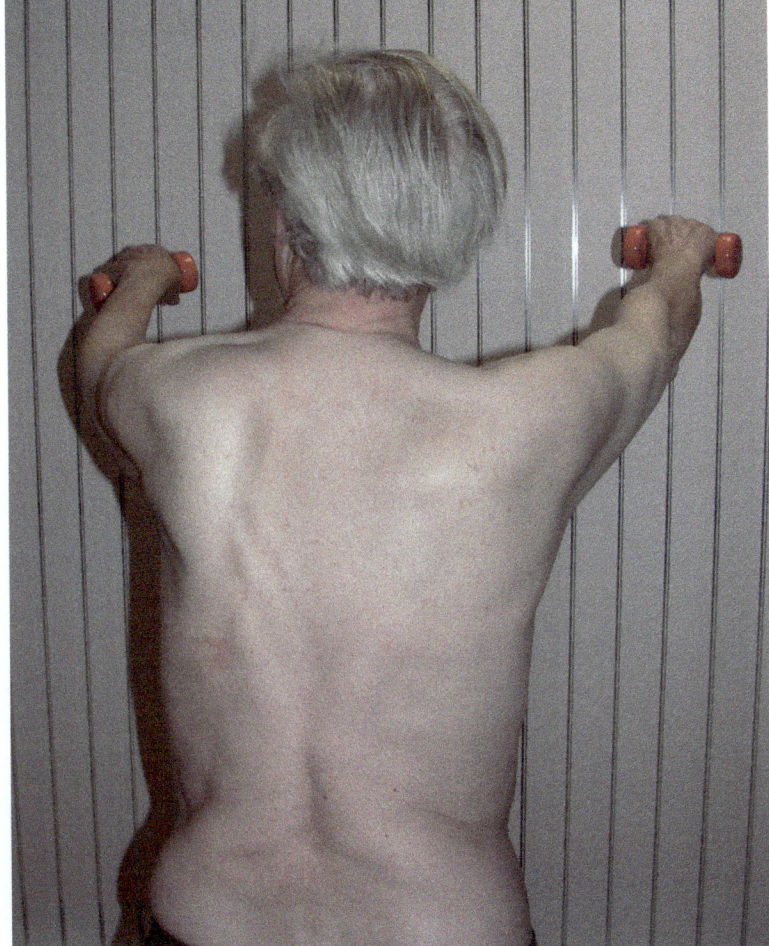

Figuur 9a-1
Scapula alata links, zichtbaar gemaakt door het anteflecteren van de arm terwijl de proefpersoon een halter in de handen houdt.

---

* MRC = Medical Research Scale. *De MRC (lopend van 0 tot 5) is een maat voor de spierkracht. MRC graad 2 = contractie van de aangedane spier bewerkstelligt alleen een volledige bewegingsuitslag wanneer de invloed van de zwaartekracht wordt uitgeschakeld.*

Bijna alle spieren in de periscapulaire regio en extremiteit kunnen worden getroffen. Een frequent voorkomende variant is uitval van de n. interosseus anterior: hierbij kan een tamelijk geïsoleerde uitval van de m. flexor pollicis longus* en de m. flexor indicis longus plaatsvinden. Vaak kan men bij weerstandstests dan ook pronatiezwakte vaststellen door het meedoen van de m. pronator quadratus. *Sensibele* stoornissen zijn bij neuralgische amyotrofie vaak minder opvallend dan de motorische uitvalsverschijnselen, maar kunnen bij zorgvuldig testen toch bij 80% van de patiënten worden aangetoond. Vaak is er sensibele uitval op de romp en aangezien de romp lang niet altijd mede wordt onderzocht op sensibele stoornissen wordt uitval bij onderzoek vaak gemist. Er zijn zelfs patiënten die *alleen* sensibele uitvalsverschijnselen hebben: duidelijk aantoonbare sensibele stoornissen sluiten de aandoening dus zeker niet uit.

Wanneer pijn op de voorgrond staat

Een probleem bij het diagnosticeren treedt op wanneer slechts sprake is van een kleine geïsoleerde en partiële parese die nauwelijks wordt opgemerkt: het klinisch beeld bestaat dan alleen uit een 'niet-segmentale' hevige pijn in nek, schouder en arm, ontstaan in één dag of in enkele dagen. Halsbewegingen kunnen enigszins de pijn verergeren, maar zijn gewoonlijk niet beperkt (dit ter differentiatie met een nekhernia). In deze gevallen moet men zeker (ook) denken aan neuralgische amyotrofie. Controleafspraken waarbij steeds uitgebreid en nauwgezet weerstandstests worden uitgevoerd zijn van belang voor het stellen van een betrouwbare diagnose.

Aangezien over deze aandoening onder (para)medici niet veel bekend is wordt *gemiddeld* pas na tien weken de juiste diagnose gesteld. Na een halfjaar is deze bij driekwart van de patiënten bekend; soms duurt het jaren voordat een definitieve diagnose is gesteld. Het is goed mogelijk dat de aandoening bij velen nooit correct wordt gediagnosticeerd.

Differentiaaldiagnostiek

Hierna worden enkele aandoeningen genoemd die enigszins lijken op neuralgische amyotrofie.
– Cervicale hernia nuclei pulposi ofwel het cervicobrachiaalsyndroom. Deze aandoening gaat eveneens gepaard met pijn en neurologische uitval. Het begin van de aandoening is bij cervicale discushernia echter meestal anders dan bij neuralgische amyotrofie. Verder zijn er bij hernia

---

* Zie Orthopedische Casuïstiek, *november 2002: een in vijf dagen ontstane duimspierparese bij een 59-jarige vrouw na een wedstrijdje vangvolleybal (Koos van Nugteren).*

gewoonlijk duratekens (hoesten, niezen, persen zijn pijnlijk), de uitval is meer segmentaal, sensibele stoornissen staan naast de pijn op de voorgrond en de halsbewegingen zijn meestal niet meer volledig mogelijk.
- Tendinitis calcarea tijdens de resorptiefase *(zie hoofdstuk 2)*. Vooral het begin van de aandoening lijkt sterk op dat van neuralgische amyotrofie: er ontstaat in enkele uren een geleidelijk toenemende pijn die vrijwel ondraaglijk wordt. Bij tendinitis calcarea is, anders dan bij neuralgische amyotrofie, heffen van de arm echter onmogelijk vanwege de pijn. Weerstandstests verergeren de pijn in sterke mate en zijn daardoor nauwelijks uit te voeren. De pijn bij tendinitis calcarea is bijna altijd gelokaliseerd aan de laterale zijde van de arm. De patiënt met neuralgische amyotrofie heeft altijd pijn, ongeacht de houding of beweging van de arm en de pijn omvat meestal een groter gebied; ook op de schouder kan pijn voorkomen. Neurologische uitval komt bij tendinitis calcarea uiteraard niet voor.
- Ontsteking van subacromiaal weefsel ten gevolge van een val op de schouder *(zie hoofdstuk 1)*. De symptomen hiervan komen overeen met die van tendinitis calcarea. Het verloop is echter veel gunstiger. Vaak is de patiënt al klachtenvrij na een of twee weken.
- Artritis van het humeroscapulaire gewricht. Artritis betreft een ontsteking van het gewrichtskapsel. Ze kan in korte tijd ontstaan tengevolge van een trauma, chronische irritatie, een infectie of een auto-immuun aandoening. Ook artritis gaat vaak gepaard met veel pijn. Kenmerkend zijn de passieve pijnlijke bewegingsbeperkingen die hierbij optreden: wat betreft de schouder zijn dat vooral de exorotatie, de elevatie en in mindere mate de endorotatie. Deze bewegingsbeperkingen worden bij een beginnende neuralgische amyotrofie *niet* gezien. Wel zal een patiënt met neuralgische amyotrofie de arm vaak angsvallig tegen het lijf gedrukt houden ter voorkoming van pijn. Bij een al langer bestaande neuralgische amyotrofie kan er wel – ten gevolge van verlammingen van schoudermusculatuur – artritis (en frozen shoulder) van het schoudergewricht ontstaan.

Andere oorzaken

Andere oorzaken van een pijnlijke plexopathie van de arm zijn traumata, compressie door metastasen of lymfeklieren, tumoren van de plexus zelf, secundaire weefselschade na bestraling, of een neurogeen thoracic outlet syndroom. De klinische presentatie verschilt in de meeste gevallen van de acute, zeer hevige spontane pijn en de uitval die men bij neuralgische amyotrofie ziet. Bij twijfel is het raadzaam om een MRI-onderzoek van de plexusregio te laten verrichten.

Bij iedere patiënt met acute ernstige pijn in de schouder of arm zou aan neuralgische amyotrofie (NA) moeten worden gedacht. De aandoening kan het gemakkelijkst worden vastgesteld door beantwoording van de volgende drie betrekkelijk eenvoudige vragen.
1 Is de pijn acuut, heel hevig (NRS-score ≥ 7) en – bij een eerste episode – heeft de patiënt nooit eerder soortgelijke pijn gevoeld? Zo ja dan is neuralgische amyotrofie waarschijnlijk, zo nee dan is neuralgische

amyotrofie nog wel mogelijk, maar moeten eerst andere diagnosen worden overwogen.

2 Is er een passieve beperking van de beweeglijkheid van de arm of het schoudergewricht? Zo nee dan is NA waarschijnlijk, zo ja dan is gewrichtspathologie meer waarschijnlijk.

3 Worden alle symptomen zoals pijn, parese en sensibele uitval in het verzorgingsgebied van dezelfde zenuwwortel aangetroffen? Zo nee dan is neuralgische amyotrofie waarschijnlijk, zo ja dan is een cervicale radiculopathie meer waarschijnlijk.

Aanvullend onderzoek

De rol van aanvullend onderzoek bij neuralgische amyotrofie is beperkt. Een EMG na enkele weken kan het bestaan, de verdeling en ernst van de axonale schade aantonen en ook de klinische diagnose plexopathie ondersteunen door uitval aan te tonen in meerdere segmenten. Overigens sluit het vinden van uitval in slechts één segment neuralgische amyotrofie niet uit; ongeveer 20% van de aanvallen is monosegmentaal. Ook kunnen paraspinale afwijkingen in het spierbeeld worden gezien. EMG-onderzoek van de plexus is overigens niet gemakkelijk en men moet goed weten wáár men de laesie verwacht om ook gericht zenuwen of spieren te kunnen meten – anders is de kans op een foutnegatieve uitslag groot.

Routine bloedonderzoek levert bij neuralgische amyotrofie meestal geen afwijkingen op. Soms zijn er kleine afwijkingen in het bloedbeeld, maar de oorzaak hiervan is niet duidelijk en de relevantie ervan is dan ook gering.

Beeldvormend onderzoek dient men toe te passen bij verdenking op andere vormen van pathologie die men door middel van beeldvorming kan bevestigen.

Therapie

Een oorzakelijke behandeling van neuralgische amyotrofie is nog niet voorhanden. In de praktijk bleek het nuttig om het tijdsbeloop van de aanvallen in grofweg twee fasen te verdelen: een acute fase die tot twee à drie maanden na het begin duurt en een chronische fase daarna. Elke fase kent haar eigen symptomen en heeft een bijbehorend plan van aanpak, dat hierna wordt weergegeven.

Acute fase

Een combinatie van een lang werkend NSAID en een opiaat is het beste werkzaam tegen de hevige neuropathische pijn in het begin. Bijvoorbeeld slow-release diclofenac 100 mg bid in combinatie met een slow release morfine 10-30 mg bid (= 2× daags). Minder krachtige pijnstilling heeft weinig tot geen effect.

Voor de hierop volgende schietende of stekende pijn als gevolg van een *mechanische* overgevoeligheid van de beschadigde zenuwen – een soort Lasègue-fenomeen van de arm – lijken coanalgetica zoals carbamazepine of gabapentin de beste optie. In de praktijk blijken echter veel patiënten hiervan toch af te zien vanwege de bijwerkingen, de focale aard en het in enige mate voorspelbare optreden van dit soort pijn.

Chronische fase

Ongeveer twee derde deel van de patiënten ontwikkelt na enkele weken tot maanden hardnekkige pijn in het gebied rondom het schouderblad, de nek en het achterhoofd. Verder komen klachten in het schoudergewricht op basis van een door de paresen veranderde biomechanische verhouding tussen de gewrichtsvlakken vaak voor. Behandeling van dit type pijn van spieren en hun aanhechting is niet eenvoudig en pijnstillers hebben daarbij meestal nauwelijks tot geen effect. Een eerste stap in de pijnaanpak is de bepaling welke factoren bij welke individuele patiënt een rol spelen. Er zijn drie veelvoorkomende patronen:
1 spierpijn en ook vooral pijn in de aanhechting van de paretische spieren;
2 pijn in de spieren die voor de paretische proberen te compenseren;
3 pijn in en rondom het glenohumerale gewricht.

De enig zinvolle interventie lijkt het opnieuw optimaliseren van de biomechanische situatie. Dit wordt bereikt door een combinatie van fysiotherapie – om een zo normaal en vloeiend mogelijk periscapulair bewegingspatroon te herstellen en disfunctionele compensatiestrategieën te voorkomen – en het tijdig laten afwisselen tussen inspanning en rust van de aangedane extremiteit. Het gebruik van een schuimrubber sling of mitella om het gewicht van de arm te ondersteunen tijdens zitten, staan en lopen is een zinvol onderdeel van deze aanpak, in het bijzonder bij een serratusparese < MRC 4. Ook een gedeeltelijk immobiliserende schouderbrace kan hierbij behulpzaam zijn (figuur 9a-2).

Het bestaan van glenohumerale pijnklachten vereist deskundige fysiotherapeutische begeleiding en in meer ernstige gevallen kunnen lokale corticosteroïden/anaesthetica-injecties of zelfs operatieve interventie nodig zijn. Er zijn ook enkele valkuilen in de fysiotherapeutische begeleiding van deze patiënten aanwijsbaar. Vaak treden problemen op wanneer het oefenprogramma een te zware belasting geeft van de paretische, en soms ook compenserende spieren, in het bijzonder wanneer hierbij gebruik wordt gemaakt van extra gewichten terwijl de spierkracht nog < MRC 3 is. Ook is het in de praktijk niet mogelijk om bij een periscapulaire parese de 'omgevende' spiergroepen te versterken zonder de paretische spieren te belasten. Hierdoor nemen de pijnklachten na training vaak juist toe.

De meest hinderlijke restverschijnselen in termen van functieherstel worden gezien bij patiënten met uitval van de m. serratus anterior, bij wie de mogelijkheid tot het optillen en voor zich uit gestrekt werken met de arm en met name ook het volhouden hiervan bemoeilijkt zijn. Een ander fors beperkend restverschijnsel treedt op bij een ernstige parese van de pols- en vingerextensoren, die een normaal gebruik van de hand in de weg staat.

Als het gaat om hervatting van werk of hobby's moet allereerst aan de patiënt worden uitgelegd dat er geen reden is om bang te zijn dat de

Figuur 9a-2
Een gedeeltelijk immobiliserende schouderbrace kan zinvol zijn. Achteraanzicht.

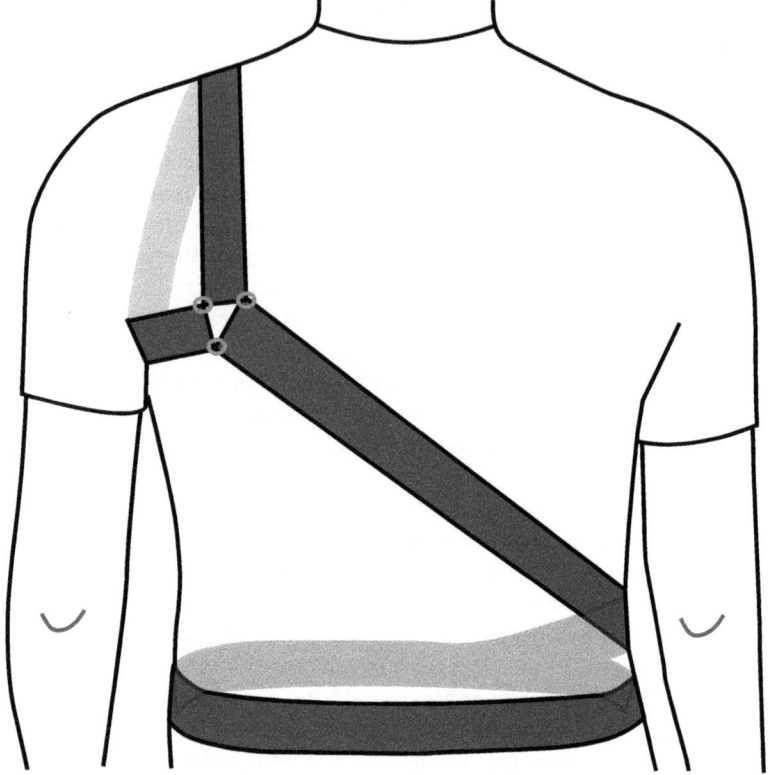

aanvallen zullen terugkomen of dat het zenuwherstel gehinderd wordt door fysieke inspanning. Op dit moment is het überhaupt niet mogelijk om te voorspellen of de aanvallen zullen terugkomen of niet, wat men ook doet of laat. Maar het is ook goed om uit te leggen dat het niveau van belasting idealiter de hoeveelheid beschikbare spierkracht en uithoudingsvermogen moet volgen en ook daaraan worden aangepast, omdat er anders een grote kans is op overbelasting en vervolgens een afname van de fysieke mogelijkheden. Een geleidelijke uitbreiding van de activiteiten, met het verdelen van de tijd die men in bepaalde houdingen doorbrengt (zoals zitten voor een beeldscherm of bedieningspaneel, of herhaaldelijk tillen vanuit dezelfde houding) en het afwisselen van deze lichamelijk belastende activiteiten met andere minder belastende taken is in de meeste gevallen wenselijk zolang de spierzwakte en beperkingen nog duidelijk aanwezig zijn. Als onderdeel van de standaardzorg worden veel patiënten voor meer specifieke hulp en advies verwezen naar een revalidatiearts.

Fysiotherapie/kinesitherapie/oefentherapie

Aangezien patiënten met – ongediagnosticeerde – neuralgische amyotrofie in veel gevallen bij een fysiotherapeut/kinesitherapeut in behandeling komen wegens hevige schouderklachten is het van groot belang dat de aandoening bekend is bij de behandelend therapeut en ook als zodanig wordt *herkend*. Hoewel de therapeut de aandoening niet kan genezen heeft hij of zij in veel gevallen een belangrijke functie bij de begeleiding van de patiënt met neuralgische amyotrofie. Onderstaande aspecten komen hierbij aan de orde.

- Herkennen van de aandoening.
- Informeren van de verwijzend arts over de bevindingen van het onderzoek en in veel gevallen ook over de aandoening zelf. Dit laatste omdat de aandoening nog bij te weinig artsen bekend is.
- Uitleg geven aan de patiënt over de aandoening.
- Bij duidelijke uitval van musculatuur in overleg met de huisarts (en de patiënt) eventueel verwijzen naar de neuroloog. In enkele gevallen kan afwachtend beleid en pijnmedicatie voldoende zijn.
- Soms kan symptomatische behandeling van de pijn enigszins helpen (TENS, massages).
- Wanneer het stadium van hevige neuropathische pijn achter de rug is en er secundaire klachten optreden zoals schouderklachten, krachtsverlies in de hand, dan kan *oefentherapie* zinvol zijn. Het type oefentherapie is zeer afhankelijk van het soort secundaire klachten waarvan sprake is *(zie verder)*.
- Bij krachtsverlies door partiële spieruitval kan men proberen zeer voorzichtig gedoseerde 'krachttraining' te geven zolang deze geen gewrichts- of spierirritatie oplevert. Vooral wanneer instabiliteit van het schoudergewricht ontstaat, kan men proberen deze te verminderen door licht gedoseerde krachttraining van de nog functionele musculatuur, bij voorkeur in de middenstanden van het gewricht. Men dient bewegingen in de eindstanden te vermijden. Uiterst voorzichtige opbouw is wat dit betreft van groot belang omdat veel patiënten tijdens de training niet merken dat zij overbelasten: pas in de uren na de training krijgen ze toename van pijn en uitvalsverschijnselen. Iedere patiënt moet als het ware eerst van onder af zijn/haar eigen functioneren en belastbaarheid wat betreft de therapie leren kennen. Daarna kan men de belasting langzaam uitbouwen. Te enthousiast beginnen met krachttraining heeft bijna altijd een averechts effect. Soms blijkt elke vorm van krachttraining juist tot meer klachten te leiden.
- Wanneer contracturen ontstaan als gevolg van de parese kan men passief de beweeglijkheid van het gewricht onderhouden. De patiënt dient overigens, zodra de pijn het toelaat, ook minstens tweemaal per dag *zelf* de beweeglijkheid van het schoudergewricht te onderhouden door de arm actief of passief het volledige bewegingstraject te laten doorlopen. Als die aanpak gegarandeerd is, hoeft men ook niet langer bezorgd te zijn over mogelijke contracturen doordat de patiënt gebruikmaakt van een ondersteunende sling bij langer staan of lopen.
- Coördinatietraining wordt altijd uitgevoerd in de niet-pijnlijke standen van de gewrichten.

Aangezien iedere patiënt met neuralgische amyotrofie individueel verschilt, bestaat er geen uniforme behandeling. De behandelaar zal in overleg met de patiënt moeten bekijken welke vormen van therapie zinvol zijn. Ook de dagelijkse bezigheden van de patiënt (werk, sport, hobby) zijn van invloed op de te selecteren behandeling.

> Bij veel patiënten met neuralgische amyotrofie is een deel van de rotatorcuffmusculatuur uitgevallen. Hierdoor wordt de humeruskop niet meer goed gefixeerd in het glenoïd tijdens het heffen van de arm. Het gevolg is een irritatie of beschadiging van het humeroscapulaire gewricht. Eerder in dit boek besproken vormen van pathologie zoals artritis, frozen shoulder, impingementsyndroom, instabiliteitsklachten kunnen daardoor ook het gevolg zijn van neuralgische amyotrofie. Probleem bij de behandeling is echter dat het onmogelijk is om door middel van krachttraining *paretische* musculatuur te herstellen: het herstel moet door spontane reïnnervatie plaatsvinden. Het is dan ook verstandig om gedurende de fase waarin een belangrijk deel van de rotatorcuffmusculatuur nog paretisch is de arm *niet* te trainen in standen boven 90 graden elevatie. Dit leidt gemakkelijk tot toename van klachten omdat er tijdens de training geen goede stabiliteit van het gewricht mogelijk is.

Afwachtend beleid

In bepaalde gevallen is afwachtend beleid, met af en toe een controleafspraak, het enige dat men voor de patiënt kan doen. Herstel van de parese hangt af van de mate van axonale schade en neemt een paar maanden tot enkele jaren in beslag.

> **Kans op herstel**
>
> In de literatuur wordt van neuralgische amyotrofie een hoog percentage uiteindelijk herstel opgegeven: meer dan 80% na twee jaar en meer dan 90% na drie jaar.[5] Onze ervaringen zijn duidelijk minder gunstig: een groot aantal personen blijkt toch functionele beperkingen te houden. In recent prospectief onderzoek[4] onder 246 patiënten worden restverschijnselen aangetoond in twee derde van de gevallen in de vorm van functiebeperking en/of pijn. Het is overigens niet denkbeeldig dat aan dit onderzoek vooral betrekkelijk ernstige gevallen meededen omdat bij hen de diagnose namelijk gemakkelijker kan worden vastgesteld dan bij patiënten met een lichte vorm van neuralgische amyotrofie. De kans op herstel is in deze milde gevallen van neuralgische amyotrofie waarschijnlijk groter.

Literatuur

1 Wilbourn AJ. Brachial plexus disorders. In: Dyck PJ, Thomas PK, Griffin JW, Low PA, Poduslo JF (eds). Peripheral Neuropathy (3rd edition). Philadelphia: Saunders, 1993: pp. 933-934.
2 Alfen N van, Engelen BGM van, Reinders JWC, Kremer H, Gabreëls FJM. The natural history of hereditary neuralgic amyotrophy in the Dutch population. Brain 2000;123:718-23.
3 England JD, Sumner AJ. Neuralgic amyotrophy: an increasingly diverse entity. Muscle Nerve 1987;10:60-8.
4 Alfen N van, Engelen BG van. The clinical spectrum of neuralgic amyotrophy in 246 cases. Brain 2006 Feb;129(Pt 2):438-50.
5 Tsairis P, Dyck PJ, Mulder DW. Natural history of brachial plexus neuropathy. Report on 99 patients. Arch Neurol 1972;27:109-17.

Bijlage I

Functieonderzoek van de schouder

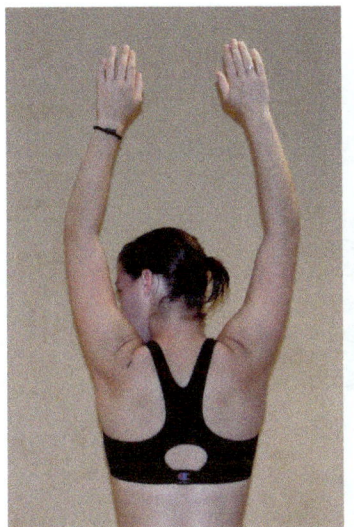
Actieve elevatie

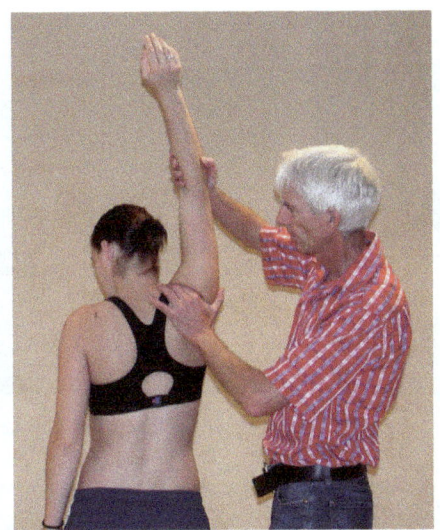
Passieve elevatie

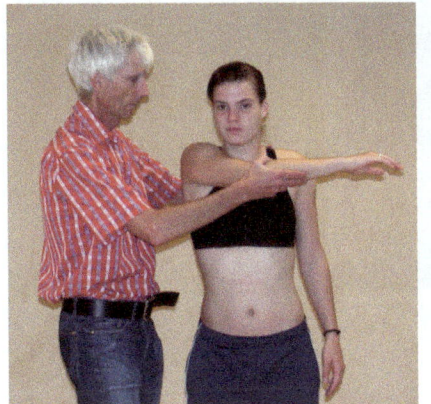
Passieve horizontale adductie

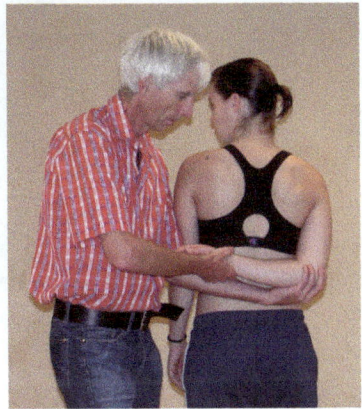
Passieve endorotatie

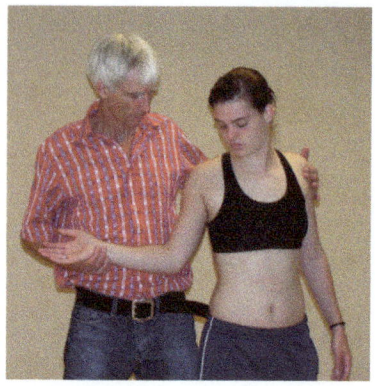
Passieve exorotatie

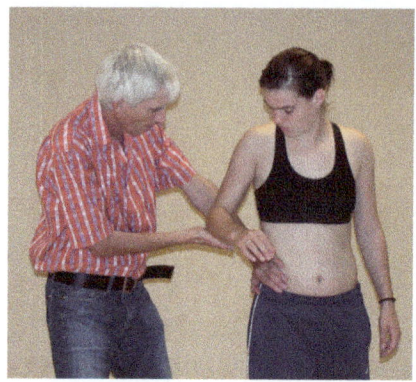
Weerstand adductie

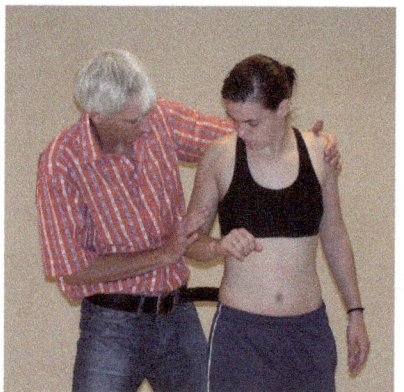
Weerstand abductie

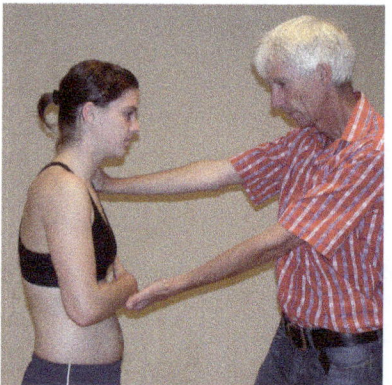
Weerstand endorotatie (Napoleon-test)

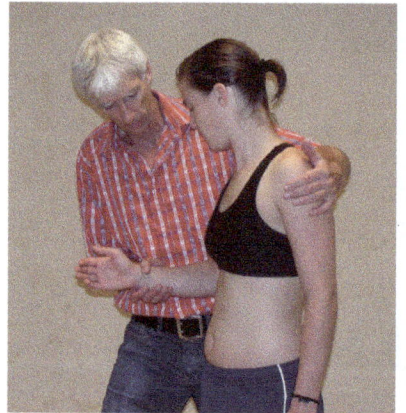
Weerstand exorotatie

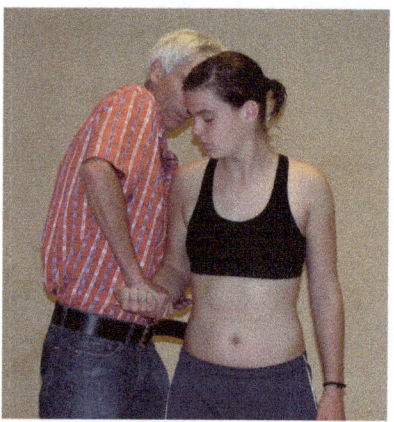
Weerstand flexie elleboog

Bijlage I

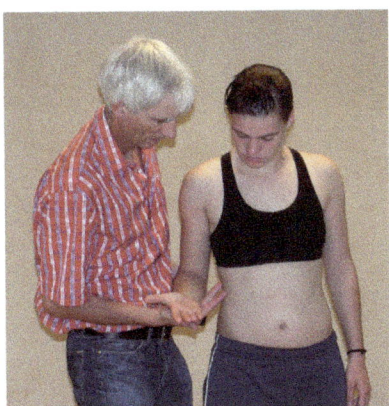

Weerstand extensie elleboog

Bijlage II

Toegevoegde tests

Impingementtests

Pijn tijdens de uitvoering van de test is een aanwijzing voor 'impingement'.

A: painfull arc.
B: empty can-test (Jobe's test of supraspinatustest).
De onderzoeker geeft weerstand tegen elevatie van de geëndoroteerde arm(en).
C: Yocum-test.
De onderzoeker geeft weerstand tegen elevatie van de geëndoroteerde arm terwijl de hand van de patiënt op de heterolaterale schouder ligt.
D: Kennedy-test (Hawkins-test).
De 90 graden geëleveerde arm wordt door de onderzoeker passief geëndeoroteerd.

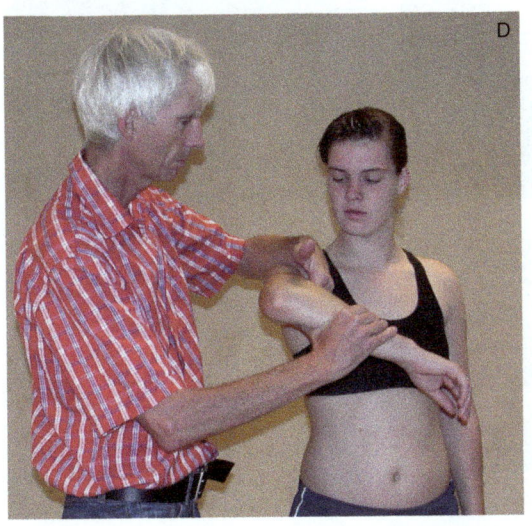
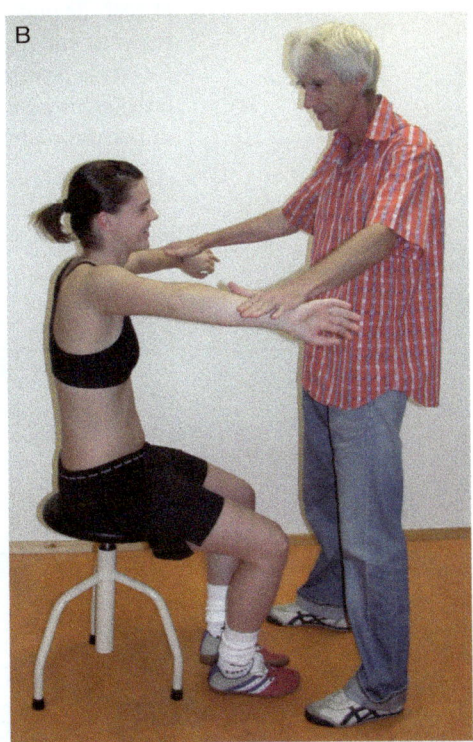
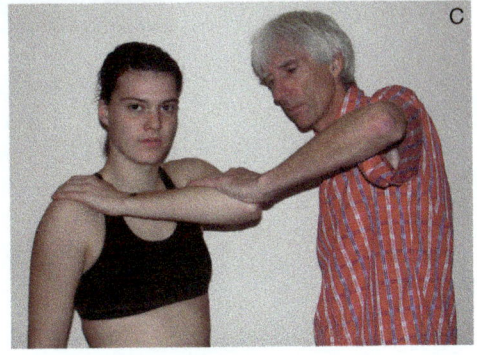

Stabiliteitstests

E: apprehensiontest in zit. De schouderkop wordt door de onderzoeker met de duim passief naar ventraal geduwd. De test is positief als de voor patiënt kenmerkende pijn hierdoor wordt geprovoceerd.

F: apprehensiontest in ligging. De schouderkop wordt door de onderzoeker naar ventraal getrokken.

G: relocationtest (wordt direct na de apprehensiontest in ligging uitgevoerd): de schouderkop wordt manueel naar dorsaal geduwd. Als de pijn hierbij afneemt dan is er sprake van instabiliteit. Bij drukpijn op de schouderkop wordt de *bovenarm* naar dorsaal geduwd.

H en I: Internal Rotation Resistance Strength Test (IRRST). Bij illustratie H geeft de onderzoeker weerstand tegen de exorotatie, bij illustratie I tegen de endorotatie.

De test is positief wanneer de exorotatiekracht goed is (H) en de endorotatiekracht (schijnbaar) zwak is. Deze test wordt bij voorkeur uitgevoerd in het scapulaire vlak.

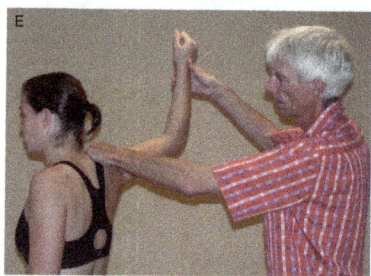

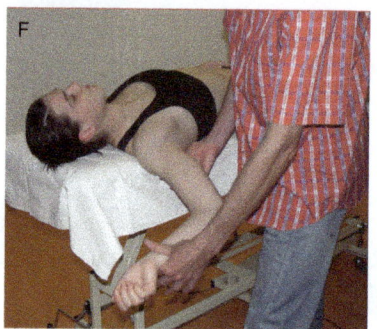
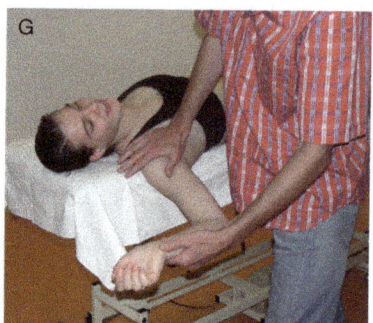

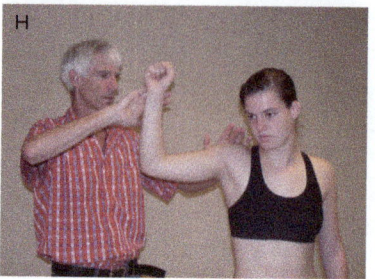
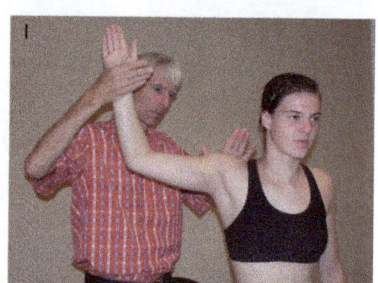

Testen van de rotatorcuffmusculatuur

Bij de uitvoering van 'lagtests' brengt de onderzoeker de arm van de patiënt in een bepaalde positie. Vervolgens laat de onderzoeker de arm los. Wanneer de patiënt niet in staat is de uitgangspositie van de arm te handhaven dan is de test positief.

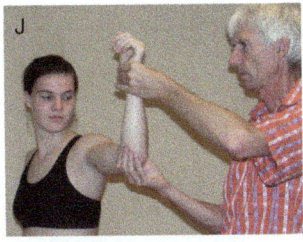
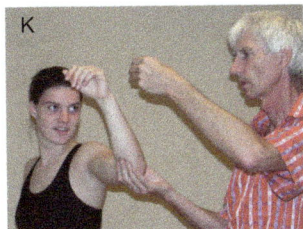

J en K: *infraspinatus-lagtest*.
J: uitgangshouding.
K: voorbeeld van een positieve infraspinatus-lagtest.
< 10°: geïsoleerde ruptuur.
> 10°: gecombineerde supraspinatus / infraspinatusruptuur.

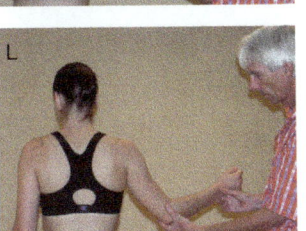
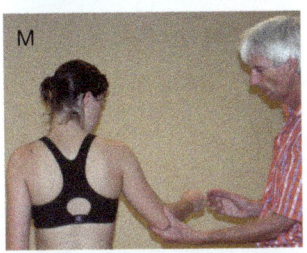

L en M: *supraspinatus-lagtest*.
L: uitgangshouding.
M: voorbeeld van een positieve supraspinatus-lagtest.
< 10°: geïsoleerde ruptuur.
> 10°: gecombineerde supraspinatus / infraspinatusruptuur.

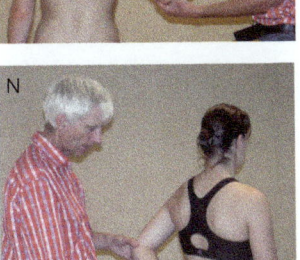
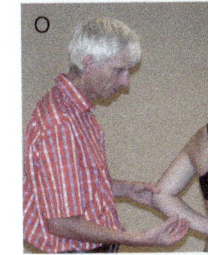
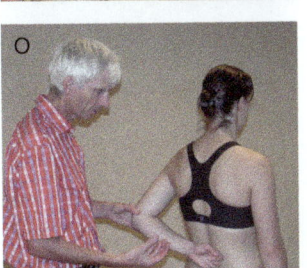

N en O: *subscapularis-lagtest*.
N: uitgangshouding.
O: voorbeeld van een positieve subscapularis-lagtest.
Wordt de rug geraakt dan is de kans groot dat het een totale ruptuur betreft.

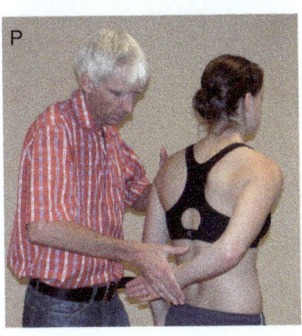
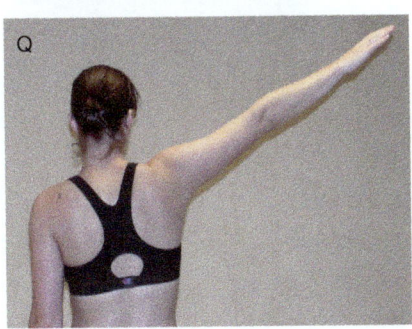

P: *lift off-test*. Weerstandstest tegen endorotatie van de arm. Zwakte wijst op disfunctioneren van de m. subscapularis. Onvermogen om weerstand te geven wijst op een ruptuur.
Q: *drop armtest*. De onderzoeker brengt de arm passief in elevatie. De patiënt laat de arm langzaam zijwaarts zakken. Als de arm de laatste 90° naar beneden 'valt' dan is waarschijnlijk sprake van een rotatorcuffruptuur.

Bijlage III

Rotatorcufftendinose

Excentrisch spierversterken

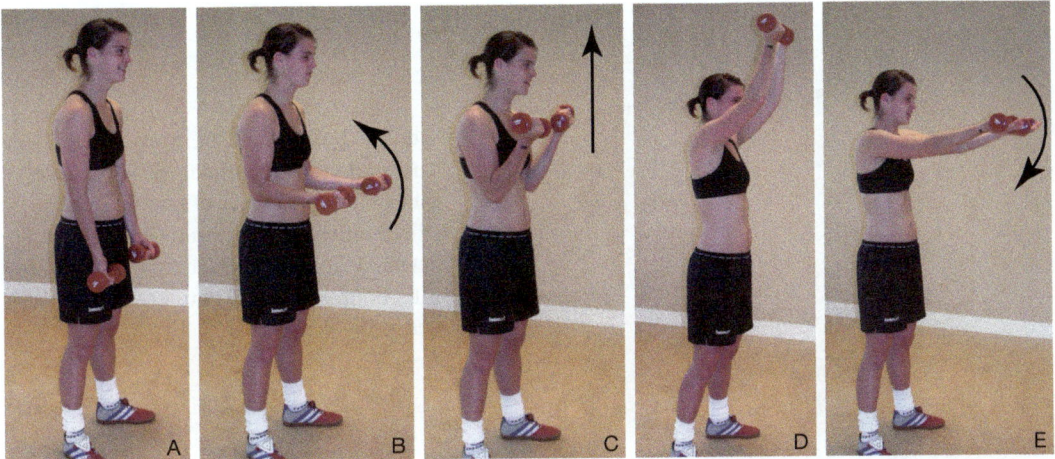

Uitgangshouding: stand met de armen gestrekt langs het lichaam.
Men houdt twee halters vast (A).

Uitvoering

A: buig beide ellebogen (B en C) en til de halters recht omhoog (D).

Breng beide armen vóór het lichaam gestrekt naar beneden in circa 2 seconden (E).
De handpalmen zijn naar boven gericht.

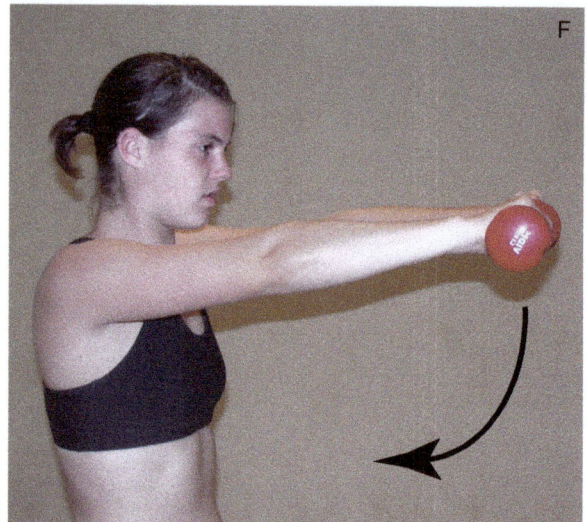

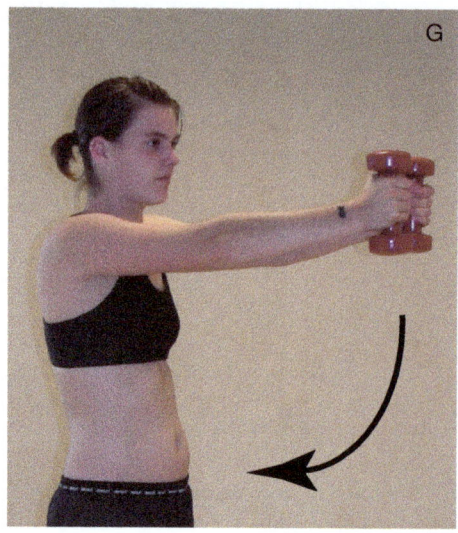

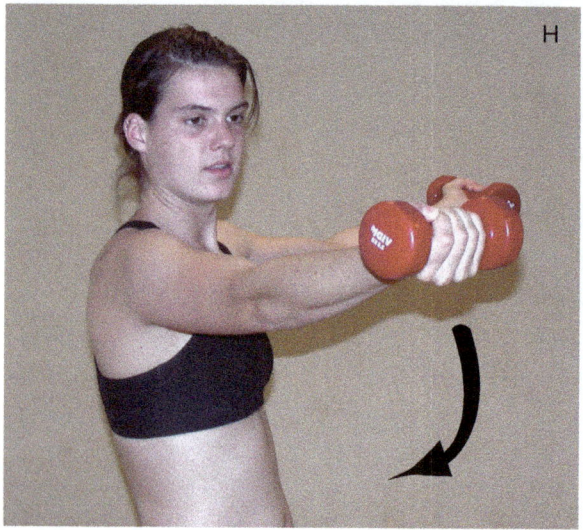

Oefenfrequentie

Vier series van 15 herhalingen, 2x per dag. Tussen de series kan men één of enkele minuten rust nemen, of met de armen slingeren ter ontspanning. Zodra men de oefening gemakkelijk en zonder pijn kan uitvoeren, kunnen zwaardere halters worden gebruikt.

Variatie 1 Tijdens het omlaag bewegen van de armen zijn de handpalmen naar beneden gericht (F).
Variatie 2 Tijdens het omlaag bewegen van de armen zijn de handpalmen naar binnen gericht (G).
Variatie 3 De armen worden wat meer in zijwaartse richting naar beneden gebracht (H). NB: houd de armen nooit *volledig* zijwaarts maar altijd enigszins naar voren.

In het begin voert men die variatie uit die het minst pijnlijk is. Vervolgens probeert men geleidelijk meer in de pijnlijke richtingen te oefenen.

Het oefenprogramma duurt drie maanden.

Bijlage IV

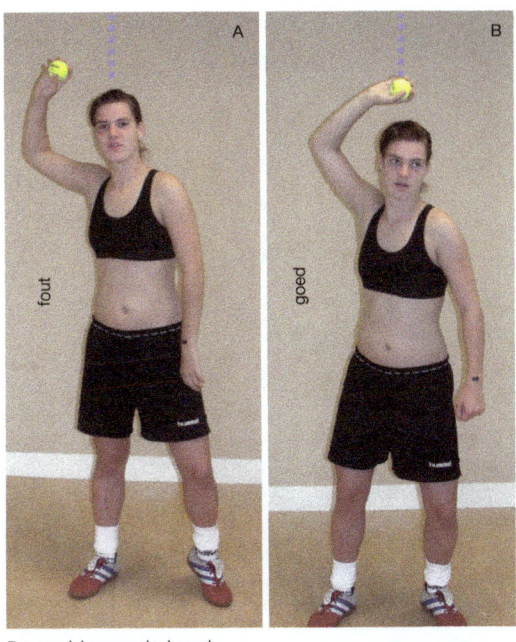

De positie van de hand

Werptechniek

A: de hand bevindt zich te ver naar opzij.

B: de hand bevindt zich in de juiste positie: recht boven het hoofd.

NB In beide gevallen is de romp niet goed ingedraaid; de schouders bevinden zich *dwars* op de werprichting.

C: de romp is onvoldoende ingedraaid. De schouders staan *dwars* op de werprichting en de elleboog bevindt zich *achter* de schouder. Zijaanzicht.

D en E: de romp is nu wel goed ingedraaid: de schouders en de elleboog staan in één lijn met de werprichting.

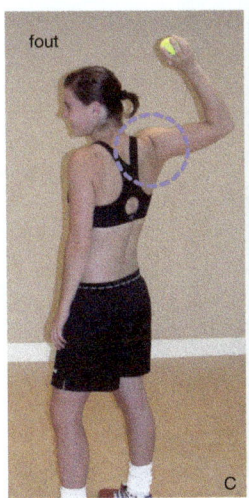 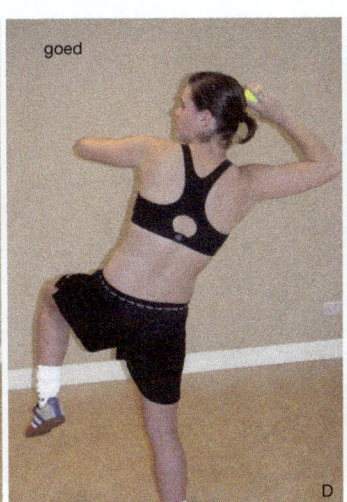 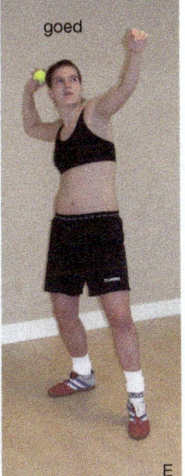

Het indraaien van de romp

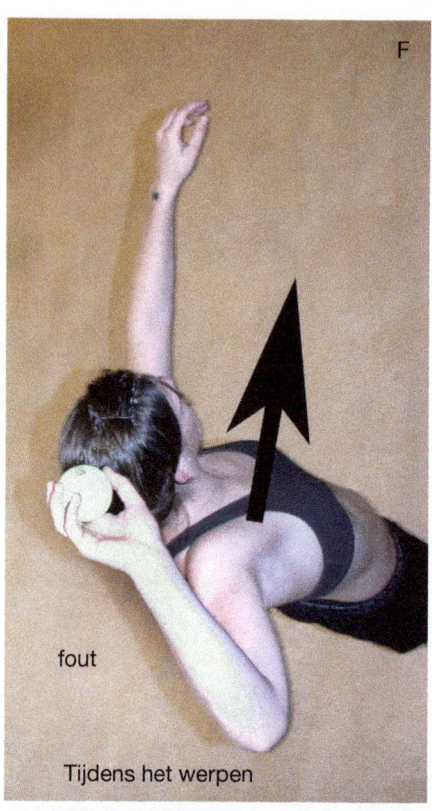

fout

Tijdens het werpen

F: een veelgemaakte fout *tijdens* het werpen: de elleboog te laat naar voren gebracht. Dit moment doet daardoor vaak pijn. Bovenaanzicht.

G: uitgangshouding *voor* de worp: de romp is goed ingedraaid. Bovenaanzicht.

Aangepaste werptechniek

H: aangepaste werptechniek voor personen met instabiliteitsklachten; de romp wordt goed ingedraaid terwijl de elleboog zich steeds vóór de schouder bevindt. Tijdens het werpen wordt de elleboog verder naar voren gebracht, gevolgd door de romp.

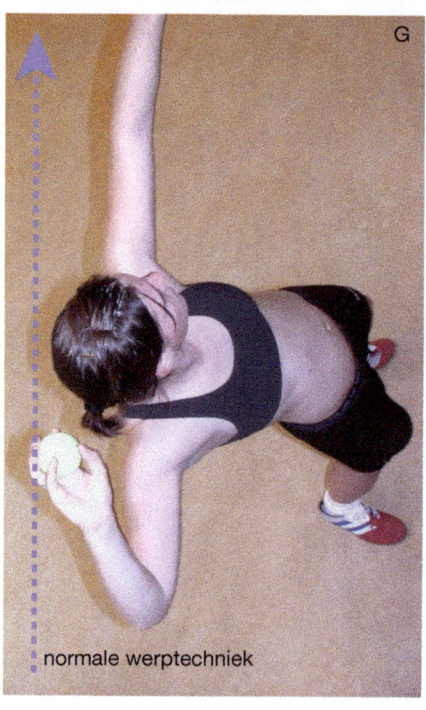

normale werptechniek

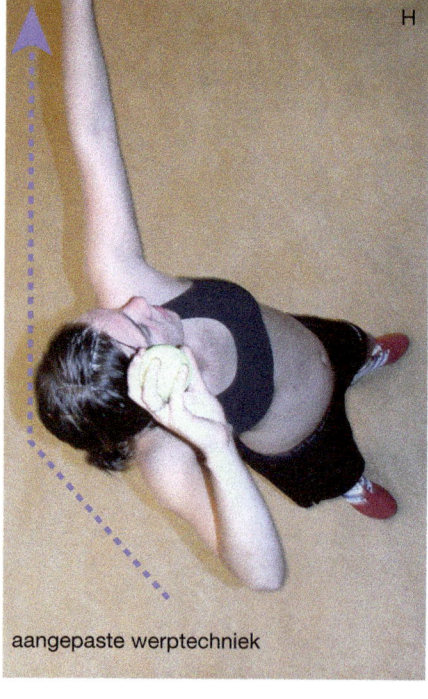

aangepaste werptechniek

Bijlage V

Werpoefeningen

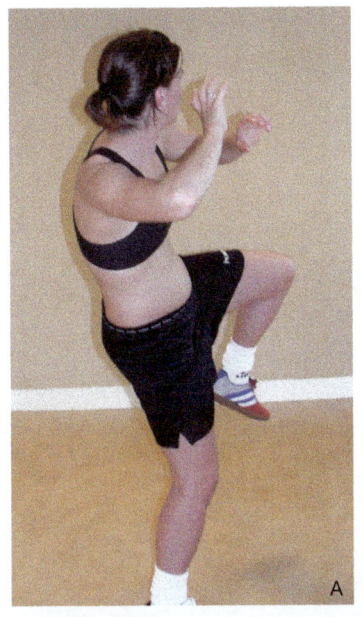
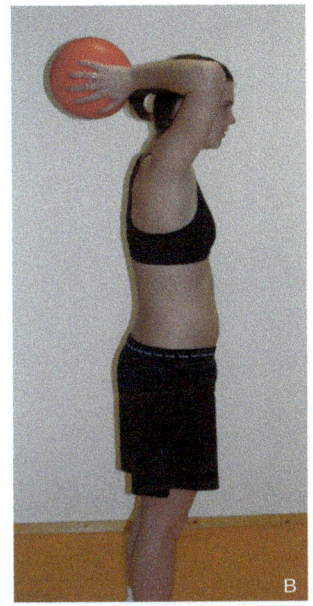
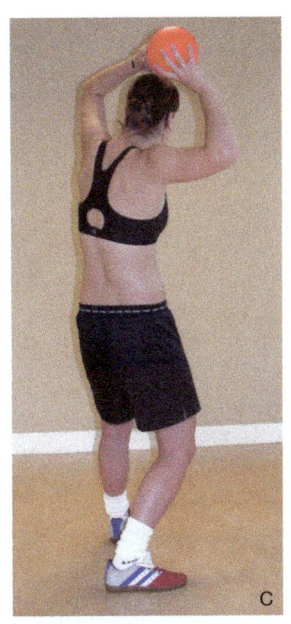
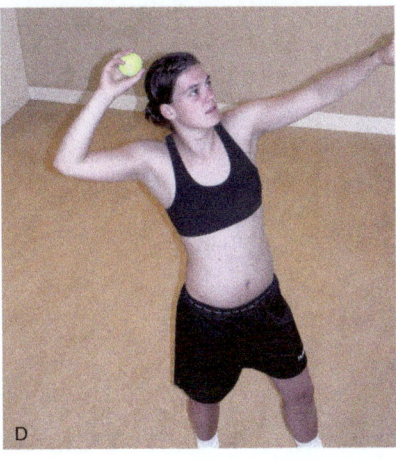

A: droog oefenen: maak een werpbeweging zonder racket of bal, eerst voorzichtig in 'slow motion' en later, als het goed gaat, sneller. De uitvoering mag geen pijn doen. Let op het tijdig naar voren brengen van de elleboog.
B: het 'ingooien' van een bal zoals men bij voetbal gewend is te doen. Laat bij het werpen de ellebogen naar voren wijzen.
C: de 'scheve' inworp: werp de bal met de voorkeurshand maar raak hem aan met de andere hand. De werphand wordt nu gedwongen dichtbij het hoofd te blijven.
D: de juiste techniek wordt getraind door veelvuldig met een tennisballetje tegen de muur te gooien. Als het pijn doet dient men terug te gaan naar een vorige oefening.

Verwijzingen naar eerder verschenen
Orthopedische casuïstiek

Soms wordt in het boek verwezen naar reeds eerder verschenen patiëntencasuïstiek. Deze casuïstiek staat in de online vakbibliotheek van Bohn Stafleu van Loghum en is via internet te raadplegen door abonnees van *Orthopedische Casuïstiek*.

Nadere informatie hierover is te vinden op de website van:
– de uitgever: www.bsl.nl
– de redactie van *Orthopedische Casuïstiek*: www.orthopedischecasuistiek.nl

Register

A
abutment 60
achillespeestendinose 36
acromioclaviculair letsel 101
acromioclaviculaire gewricht 4, 36
acromioclaviculaire instabiliteit 100
acromion 8, 29, 35, 51
acromion, afmetingen 36
acromioplastiek 32, 39
adductieoefeningen 17
adductoren 17
ademhaling, paradoxale 114
algoneurodystrofie 91
amyotrofie, neuralgische 107, 111
anatomie 1
anterieure luxatie 53
antiganglioside antilichamen 113
apprehensiontest 130
articulatie, glenohumerale 52
articulatie, scapulothoracale 2
artritis 54, 85
artritis, humeroscapulaire gewricht 85
artroscopie 48
auto-immuniteit 113

B
bandapparaat 55
bevalling 113
beweging, fysiologische 52
bewegingen, schouder 7
bicepspees 19
bicepspeesruptuur 78
Bigliani L.U. 35

bovenhands gooien 59
bovenhandse slag 62
bursa subacromialis 33
bursitis 33
bypassoperatie 90

C
calcificatie 20
capsulair patroon 54, 85
capsulaire fibrose 89
capsulitis 54, 85
capsulitis adhaesiva 89
cavitas glenoidalis 7
cervicale radiculopathie 118
clavicula 1, 3
cleidocraniale dysostosis 3
coanalgetica 109
collageen I 71
collageen III 71
contusie 14
contusie, subacromiale 14
coördinatie 57
coracoacromiale boog 33
corticosteroïden 20, 71, 93
corticosteroïdeninjectie 22, 94
CVA 90

D
degeneratie, Wallerse 108
denervatie 109
dermatoom 108
diabetes mellitus 90
diafragmaparese 114
diafragma-uitval 114
distensie 95

drop armtest 72, 131
Dupuytren-contractuur 90
dynamische stabiliteit 47
dysostosis, cleidocraniale 3
dyspneu d'effort 114

E

early cocking position 62
echogram 45, 78
EMG 118
empty can-test 31, 129
evolutie 1
excentrische krachttraining 58, 133

F

fibrose, capsulaire 89
fibrosering 93
flexor digitorum superficialis 109
fluorchinolonen 71
fossa glenoidalis 34
frozen shoulder 89
frozen shoulder, idiopathische 85
full thickness ruptuur 46
functieonderzoek 125
fysiologische beweging 52

G

gewrichtskapsel 5, 89
glenohumerale articulatie 52
glenohumerale gewricht 4, 51
glenohumerale stabiliteit 51
grondsubstantie 33

H

habituele schouderluxatie 54
HAGL-laesie 48
hartkatheterisatie 90
hat-test 48
Hawkins-test 129
hernia nuclei pulposi (HNP) 114
Horner, syndroom van 112
humeroscapulaire gewricht, artritis 85
humerus 1
hyper-/hypothyreoïdie 90
hypesthesie 107
hypoventilatie 114

I

idiopathische frozen shoulder 85
impingementsyndroom 14, 25, 26, 29, 32, 37, 109
impingementsyndroom, subacromiaal 36
impingementtests 44, 65, 85, 129
inclinatiehoek 34
inenting 113
inflammatie zie ontsteking 14
infraspinatus-lagtest 131
instabiliteit 44
instabiliteit, acromioclaviculaire 100
instabiliteit, multidirectionele 46
intercostaalzenuwen 111
intern impingement 44, 60
internal rotation resistance strength test (IRRST) 44, 130
intra-articulaire distensie 95
intra-articulaire injectie 86

J

Jobe's test 129
jumper's knee 36

K

kalkdepot 21
kalkspat 20, 33
Kennedy-test 31, 65, 129
knoopsgatruptuur 46
krachttraining, excentrische 58

L

labrum glenoidale 5, 51, 60
lagtest 72, 131
late cocking position 54, 59, 62, 69
lift off-test 65, 131
ligamentum coracoacromiale 8, 29
ligamentum coracoclaviculare 102
ligamentum glenohumerale inferius 48
luxatie, anterieure 53

M

m. biceps brachii 4, 78
m. biceps brachii, korte kop 79
m. biceps brachii, lange kop 79

m. brachiocephalicus 3
m. coracobrachialis 4
m. deltoideus 29, 106
m. infraspinatus 7
m. levator scapulae 106
m. pectoralis 60
m. pectoralis minor 4
m. pronator quadratus 109
m. serratus anterior 2, 4, 115
m. subscapularis 2, 7, 66, 109
m. supraspinatus 7, 25, 26, 45
m. teres major 109
m. teres minor 7
m. trapezius 4
manchet, rotatoren- 51
manipulatie onder narcose 94
massage 121
matrix 33
middenrif 114
migratie, superieure 33, 38
mitella 119
mobilisering onder narcose 86
motorische uitval 108
motorunit 109
MRI-opname 47
multidirectionele instabiliteit 46
myotoom 108

N
n. axillaris 107
n. cutaneus antebrachii lateralis 107
n. phrenicus 111, 114
Napoleon-test 65
nekhernia 108
neovascularisatie 36
neuralgische amyotrofie 107, 111
neuritis 111
neuropathische pijn 112
nodus axillaris 90
NSAID's 86, 109

O
oefentherapie, stabiliserende 47
ontsteking 14, 20, 33
ontstekingscellen 71
ontstekingsfase 22, 100
ontstekingsreactie 108

operatie 113
opiaat 109
orthopneu 114
os coracoideum 51
osteofyten 36
osteofytvorming 33
outlet impingement 44

P
painfull arc 31, 129
paradoxale ademhaling 114
parese 111, 118
parese, vlekkige 107
Parkinson, ziekte van 90
Parsonage-Turner-syndroom 107, 111
passieve stabiliteit 47
peesruptuur 57
peesschedeontsteking 19
pianotoetsfenomeen 101
plexopathie 111, 117
plexus brachialis 106, 112
plexus brachialis neuritis 111
plexus lumbosacralis 111
posterieure schouderpijn 60
posttraumatische frozen shoulder 89
prednison 95, 110
primair impingement 44
primaten 1
processus coracoideus 4, 8, 29
proliferatiefase 100

R
racketsporten 59, 62
racketsporters 54
radiculopathie, cervicale 118
relocationtest 130
remodelleringsfase 101
REM-slaap 114
resectie, acromion 39
resorptiefase 20, 22
rolbeweging 52
rotatorcuffmusculatuur 7, 29, 51, 69
rotatorcuffmusculatuur, training 57
rotatorcuffruptuur 71, 76
rotatorcufftendinose 133

rotatorinterval 79

S
scaption 49
scapula 1, 4
scapula alata 115
scapulaire abductie 49
scapulothoracale 'articulatie 2
schouderbewegingen 7
schouderblad 4
schouderbrace 119
schouderdak 8
secundair impingement 44
sensibele uitval 112
sleutelbeen 3
sling 119
smash 54, 59
stabiliserende oefentherapie 47
stabiliteit, dynamische 47
stabiliteit, glenohumerale 51
stabiliteit, passieve 47
stabiliteitstest 44, 130
sternoclaviculaire gewricht 2
sternotomie 90
sternum 1
steroïden distensie artrografie 95
stiff shoulder 89
subscapularis-lagtest 131
subscapularisruptuur 66
sulcus sign 44, 48
superieure migratie 33, 38
suprascapulaire zenuwblokkade 95
supraspinatus-lagtest 131
supraspinatuspees 45
supraspinatustest 129
synovectomie 95
synoviitis 89

T
tendinitis calcarea 20, 22
tendinose 26, 47, 69, 72
tens 121
tests, toegevoegde 129
thoracic outlet syndroom 117
thoracotomie 90
training 49
training rotatorcuffspieren 57
translatiebeweging 52
tuberculum majus 33, 55, 60

V
vas-schaal 113
vlekkige parese 107
volleybal 43
volleyballers 54

W
Wallerse degeneratie 108
werpbeweging 62
werpers 54
werpoefeningen 137
werpsporten 59
werptechniek 135
werptechniek, aangepaste 136

Y
Yocum-test 31, 65, 129

Z
zelflimiterende aandoening 85
zenuwblokkade, suprascapulaire 95
zwangerschap 113
zwemmers 54

GPSR Compliance

The European Union's (EU) General Product Safety Regulation (GPSR) is a set of rules that requires consumer products to be safe and our obligations to ensure this.

If you have any concerns about our products, you can contact us on

ProductSafety@springernature.com

In case Publisher is established outside the EU, the EU authorized representative is:

Springer Nature Customer Service Center GmbH
Europaplatz 3
69115 Heidelberg, Germany

www.ingramcontent.com/pod-product-compliance
Ingram Content Group UK Ltd.
Pitfield, Milton Keynes, MK11 3LW, UK
UKHW051238180426
11947UKWH00013B/839